占星術を学び、
植物の自然療法に活かすための教科書

星のアロマセラピー

西洋占星術とアロマ療法

登石麻恭子 Akiko Toishi
西洋占星術研究家・英国IFA認定アロマセラピスト

BAB JAPAN

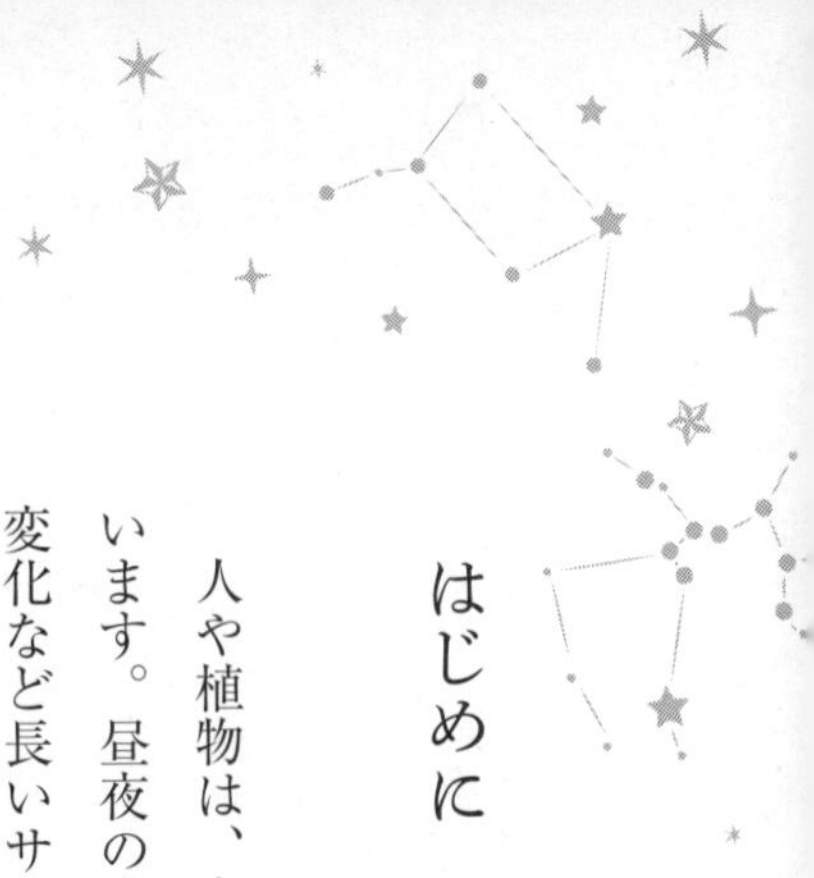

はじめに　植物と人と自然サイクル

人や植物は、太陽や月などの天体が織り成す自然サイクルのもとに生を育み、生活を営んでいます。昼夜の変化や月の満ち欠けサイクルなどのようにわかりやすいものもあれば、季節の変化など長いサイクルの中で、人や動植物といった地球上にいる生き物に影響を与えるものなどもあります。

西洋占星術はさまざまな天体の動きを反映させ、長い歴史の中でその働きや機能などが集約されてきたものです。自然サイクルという点では、地球の自転のような短いサイクルにまつわるものから、非常に長いものまでをまとめ上げ、全体的な物事の流れや影響力を見ていく技法・技術の集大成と言えるかもしれません。

古代の人たちはそうした自然の大きなサイクルと、人や植物の中にあるさまざまなサイクルに共鳴するものを感じ、知識として積み重ねてきたのです。

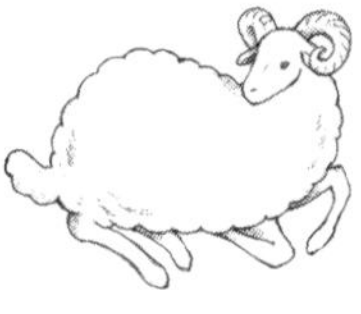

その一方で現在の生活は、自然サイクルから徐々に距離を置きつつあります。旬でない食べ物があたりまえに店頭に並び、夜であってもこうこうと明るい商業施設で夜通し遊ぶ……なども、普通のことのように行われています。日の出とともに起き、日暮れとともに就寝する…と

はじめに

いうような生活を送ることはかなり難しいでしょう。

そのような状況の中で占星術を学び、精油やハーブを用いた植物療法を活用するということは、自分自身を含めた、こうしたものの中にあるサイクルを統合することであると考えられます。そして星の動きにまつわるサイクルを読み取り、流れを活かし、植物の力を取り入れることで、私達の中にある自然サイクルを再びよみがえらせることとなるでしょう。


本書では植物療法に関して、特にアロマセラピーを中心にお話しし、西洋占星術を介してどのように利用していくかをお伝えしていきます。西洋占星術で用いられる天体や星座(サイン)に深い関係を持つ身体の部位や精油をご紹介しているので、精油の解説から問題のある部位や心的な癒やしについてアプローチすることができるでしょう。さらに本書では心の状態と身体の状態について西洋占星術を通して結びつけ、問題の解決にどんな精油を使うか、どんなブレンドを行うかなどにも言及しました。心と身体の全体像をとらえながら、癒やしを進めていく手法について、興味を深めていただけると幸いです。

こうしたさまざまな自然サイクルが存在していることを意識し、アロマセラピーと西洋占星術の豊かな世界観を楽しみつつ、ご自身と自然とのサイクルの調和そのものを実感していただけることと思っております。

星のアロマセラピー　もくじ

第4章　星座（サイン）とは何か

第5章　ハウスとは何か

第8章 天体に関わる精油の事典（五十音順）

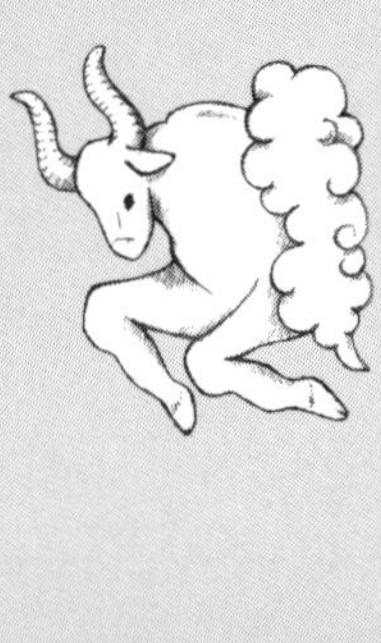

第1章

「医療占星術」の発展と転換

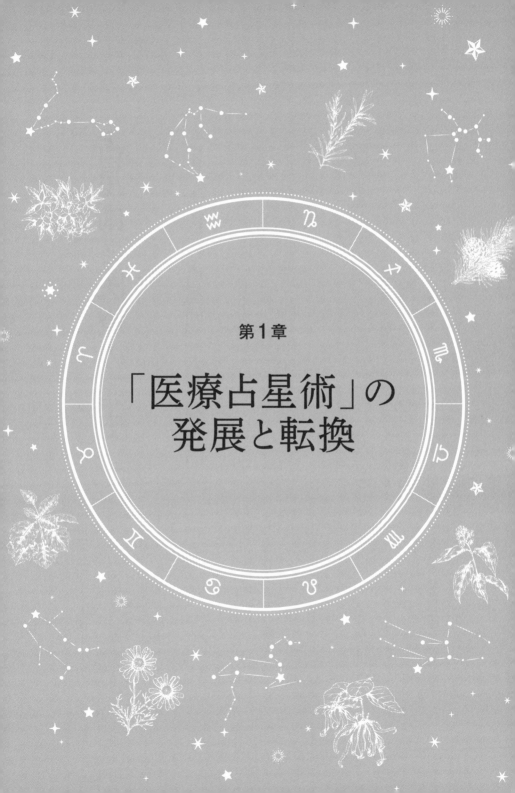

占星術と医療の歴史

〈1〉古代の占星術と人々の生活

西洋占星術というと、雑誌の星占いをイメージされる方が多いかもしれません。

実は西洋占星術は、紀元前から続いてきた、人が生きていくために形作られた技術の一つです。もっとも古い占星術は、四大文明の一つといわれている古代メソポタミア文明の中で培われていきました。

記録によると、メソポタミア文明の初期に当たる紀元前３０００年頃に、この地方に住んでいたシュメール人が星の位置を観測し、洪水や気候の変化を予測していたとあります。

また、さらに時代を下り、紀元前２０００年頃の古代バビロニア王朝において、占星術という星を見る技法としてまとめられたともいわれています。以降の歴史の中や聖書などの中で、バビロニアの人々のことをカルデア人と称していましたが、そこではカルデア人＝占星術に通

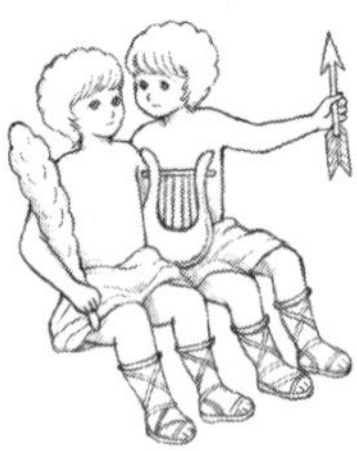

じている人たちという意味で使われていたのです。

古代の人たちは、長い時間をかけて星の動きを観察し、星と地上の出来事の間に規則性を発見しました。季節や気候、川の増水や氾濫、干ばつなどとの関わりを見出したのです。どのタイミングで種をまくか、作物を取り入れるか、危機的な状況が来るのかなどを、星の動きに対応させながら予測し、よりよく生きていくために活用していきました。

古代メソポタミアでは、神は太陽や月、金星、火星などの天体に住んでいると認識されていました。そのため、単に天体観測をして生活に活かすというよりも、星の動きの中に自然を支配する目に見えない偉大な力の存在を感じていました。そして、崇拝すると同時に恐れを抱いていました。作物が豊かに実るように、また予想外の悪天候や疫病などの被害がひどくならないように、神々に祈りを捧げ、神が喜ぶような捧げ物をしたのです。

〈2〉病気と星とのつながり

古代の人たちにとって、病気も避けきれない問題です。古代メソポタミアの人たちは、病気は悪霊によって起こるものだと考えていました。したがって病気になると、月神シンや太陽神シャマシュに祈りの言葉を捧げ、杜松《としょう》や糸杉の香を焚き、捧げものをしたのです。そして、悪霊を患者の身体から追い出したり、神への呪文を唱えながら病気の薬となる薬草を摘み取り、患者に与えました。

このときただ単に、祈りを捧げるというのではなく、月相（月の満ち欠け）や星の運航などから、その病を癒やすための最適なタイミングで祈りを捧げたり、薬草を摘んだり、病人に与えたりしたのです。

現代でも月相が日々の体調や生理周期、また人々の気持ちの変動に関連しているといわれていたり、太陽の動きによる気候の変化や日の長さ・明るさの変化からくる不調なども結びつけられていたりします。こうした星と身体のつながりについては、現代人以上に古代の人の方が強く実感として感じていたかと思われます。そのため、月や太陽の神に祈り、病気を癒やすということをしていたのでしょう。

もう少し時代が流れ、古代ギリシャあたりまでくると、占星術の体系化とともに、医療占星術も技能としてまとめられていきました。医療占星術とは、病気の原因や経過、長引くのか、すぐに治るのか、治療法は？などを星の位置から判断するものです。

こうした技法は中世まで利用され、中世の医療大学では占星術が必修にも入っていたといいます。これはデカンビチュアと呼ばれる手法で、病気になって床についたタイミング、もしくは受診した瞬間の星の配置などでホロスコープを作成し、病気の成り行きや治療法を明らかにし、病気の治療に役立てていきました。そして出生図とも呼ばれる生まれた日時・場所で星の配置を出力するホロスコープから、その人の体質・健康傾向などが考慮されました。治療のタイミングの決定についても、天空の月の動きやその満ち欠けなどで考慮されたといわれています。

現在でも、満月や新月で出産が多いといわれていたり（実際は関係がないといわれていますが）、満月は出血が多くなるので手術などは避けたほうがよいなど、言い伝えが残っていますが、こうした時代の名残かもしれません。

当時の治療において薬はすべて植物や鉱物などの自然物ですから、治療に使われる自然物と、天体や星座との関係も研究され、まとめられていきました。古い時代のもので紀元前3世紀ごろに成立した、ヘルメス文書（哲学・宗教思想・科学思想が編纂された神秘的な文献集）の中には、星座と植物の関係を書きまとめたものなどもあります。

その後このような植物と天体・星座との関係は、さまざまな伝承・効能・利用部位・収集の季節などにより、決められていきました。

〈3〉占星術と医療の転換点

このような形で16世紀ごろまで医療と結びつけられていた占星術ですが、17世紀に入るころには次第に関係性が薄くなっていきました。占星術を学ぶことは医療大学での必修ではありましたが、技術としてかなり難しく、それをうまく使える人が少なかったり、また教えることのできる人も徐々に減ってきたりしたため、医療の中で占星術を使わなくなっていったのだといわれています。

加えて、西洋占星術も、信憑性のないあやしいものとみなされていくようになったことも要因でしょう。

医学についても古代から中世にかけて、古代ギリシャのガレノスが唱えた「四体液説」を中心に医学の理論が組み立てられていました。四体液説とは、体の中には4種類の体液（血液・粘液・胆汁・黒胆汁）があり、その混合バランスが整うことで健康が保たれたり、バランスが崩れることによって病気となったりする理論です。

この理論では血液は身体の末端で消費されると考えられていました。しかし医師のウィリアム・ハーヴェー（1578-1657）の発表した「血液循環説」により、四体液説は強く否定されてしまいます。四体液説では、血液は末梢で消費されるというものでした。しかし血液循環説では、血液は心臓から出て動脈を経由し、それぞれの臓器や身体部位へと流れ、静脈を経過して心臓に戻ってくることが、実験により明らかになりました。そのため、四体液説を中心としたそれまでの医学理論への信頼が失われていったのです。

その一方で、実験と検証をベースにした近代から現代医学へと、路線が切り替わっていったのです。さらに四体液説の中の四つの体液は西洋占星術の中で扱われる四つの元素(火・土・風・水)と強く結びついていたこともあり、ガレノス医学の衰退とともに、医療における占星術の利用もさらに衰退していきました。

しかしそれとほぼ同時期に、『英国薬局方(イギリス内科医が利用するハーブの効能や利用法がまとめられた本。ラテン語で書かれている)』が植物療法家のニコラス・カルペパー(1616-1654)により、大衆の読むことのできる英語に翻訳され、一般向けに出版されました。

その後、修正を入れて『英国の内科医(The English Physitian)』(1652)として出版。さらに改訂版を『The Complete Herbal』として出版しました。権威を嫌うカルペパーは、医者が医療的な知識やハーブの知識を独占し、不当に高い治療費を民衆から取ることに反感を覚えていました。

　つまり、貧しい人たちがその本を読み、身のまわりに生えている野草（ハーブ）を利用して、自分で病気を治せるようにと考えたのです。ちなみにその本は海賊版が出るほどのベストセラーとなり、現在でも書籍として読むことができます。


　ただ、カルペパーには占星術の知識があり、占星術を用いて多くの人たちに薬としてのハーブを処方していました。その本は、単に内科医が利用する本を訳しただけのものではありませんでした。それぞれのハーブに関連する天体や星座までもが追記されていたのです。

　最初の版では、ホロスコープの読み方や占星術的なハーブの処方の仕方までも記載されていました。それは一般の人たちが占星術の手法を活用して、自分で治療のために最適なハーブを選ぶことができるようにするためでした。

　しかしあまりにもあやしい方法であるとされ、以降の版では占星術の解説部分は削除されてしまったのです。ただ、個々のハーブに対する天体や星座の結びつきについては、ハーブの働きなどにも深く結びつけられた内容であったため、削除することは難しく、そのまま残されました。ハーブと天体や星座とのつながりを知るための文献は、占星術の専門書が多いのですが、一般の人たちがそうしたことを知れたのは、この本の存在がとても大きかったといえます。

アロマセラピー占星術の背景

〈1〉植物採取のタイミング

古代メソポタミアでは、星の運航タイミングに合わせて植物を採取するというやり方の中に、占星術の重要度を知ることができます。

一見、呪術的な事柄のようにみえますが、たとえば現代でも、太陽が昇る前や朝方に野菜やハーブなどを採取する慣例などがあります。

植物は日中、葉から空気中の二酸化炭素を吸収し、酸素や糖分・デンプンなどをつくり出す光合成を行っています。日が落ちて夜になると、光合成がストップする代わりに、植物の細胞内で二次代謝が進められ、植物の成長を促すもととなるものや、果実に養分を与える物質がつくられます。

季節的にも、実ができる季節、葉が大きく育つ季節など、薬効成分の量と採取部分を考慮すると、採取に最適な季節について考える必要が出てくるのです。季節的な要素は、太陽の通り道である黄道に配置された星座とも結びついているため（後述）、星座とのつながりとしての季節要素も重要でしょう。

ハーブなどは含まれている物質の働きを利用しますので、最も有効な成分が、植物体の中に充実しているタイミングで採取することが大切です。植物に含まれる薬効成分のうち、揮発性のあるものは、太陽の熱などで蒸散してしまうため、太陽が昇る前に採取する必要もあります。

ちなみに、古代~中世の人たちは植物の薬効について、天からもたらされた「美徳」と考えました。そこで、現代であれば「薬効は○○」と表記するところを、その項目をVirtures（美徳）と書き表していました。

採取するタイミングについては、1日24時間の1時間ずつをそれぞれ七つの天体（月・水星・金星・太陽・火星・木星・土星）と結びつけました。その時間帯に特定の天体の力が強くなる、強く働くと考えていたため、その時間帯では植物に込められる美徳（薬効）も強くなると考えたのです。

中世ヨーロッパで医師・錬金術師・占星術師として活躍したパラケルスス（1493-1514）は、天体と植物の関係について、植物は特定の天体と強い結びつきをもつと考えました。そしてその星の力が常に植物に注がれていること、植物を刈り取り、採取すると、その星の力は採取した人間に向けられ、治療に使うことができると唱えました。さらに星が最も強く働くタイミングで植物を採取することが重要であることを解説しました。

余談ですが、特定の天体が強く働くタイミングは、プラネタリーアワー（惑星時間）という古典の占星術の手法で決められています。土曜日の朝の1時間を月の時間とし、その後1時間ごとに、土星、木星、火星、太陽、金星、水星、月と、周期の速い順に天体が変わり、次の日の朝の同じ時間が、今度は太陽となります。さらに翌日の同じ時間が月、さらにその翌日が火星……となり、月・火・水・木・金・土・日（太陽）と、曜日の順番が現れてきます。曜日はそもそも占星術の天体により名づけられたものだったのです。

〈2〉アロマセラピーと近代の占星術

アロマセラピーで使用している精油（エッセンシャルオイル）は、そもそも香水や香料の原料とされ、古代から香水・香油の原料としてはもちろん、治療分野でも使用されていました。精油も植物療法における処方の一つとしてみなされていたため、その植物に関連深い天体や星座が、そのまま精油にも適用されています。

ただ西洋占星術のほうは、近代において、より心理的な観点や霊的な成長といったテーマに軸足を置くようになってきました。それまでは、星座などの説明も熱いか冷たいか、能動的か受動的かといった、端的な性質をとらえるものが通常だったのです。

そこで、20世紀初頭、アラン・レオという占星術師が、心理的な側面や霊的な側面を書き加えました。アラン・レオ氏は神秘家のブラヴァツキー夫人が提唱した神智学の影響を受け、魂の成長のための占星術の活用を目指しました。天体や星座などの解説を、人の精神的・霊的な観点や心理的・内面を表す性格という視点へと書き換えていったのです。

その一方でアラン・レオ氏はビジネスの才もあったため、西洋占星術を一般の人にもわかりやすい星占いとして書き換え、商業的にも手軽に活用できるやり方を発表しました。時流から忘れ去られつつあった西洋占星術が、生き残るルートを見出したのです。これは現在でも、雑誌などで目にする「蟹座生まれ」「射手座生まれ」などの「星占い」であり、○○座はこんな性格……といった記述があるのは、アラン・レオ氏のおかげともいえるのです。

さらに20世紀に入って、アロマセラピーという代替療法の分野が確立されました。身体への働きに加えて、心理面への働きや霊的な要素に関わる知見も加わってきたのです。そのため、アロマセラピーと占星術を組み合わせて活用するアロマセラピー占星術においても、身体・心・

霊性の領域に利用することが可能になってきました。

古代から続く、星と植物・星と人間の関係を結びつけることは、人の心や身体、生き方や魂のあり方などを星がサポートしてくれます。また人生をよりよく歩んでいくために、活用することもできるでしょう。

現代における占星術は、単に幸・不幸、幸運・不運をみるためだけのツールではありません。その人自身の心と身体のあり方はもちろん、人生の歩み方や環境や置かれた場での動き方などといった、生きるうえでのさまざまな要素を、ホロスコープの中からホリスティックにみていくことのできるシステムでもあります。

そうしたものとアロマセラピーをひもづけて使うことで、生きるということそのものの観点からその人自身の全体性を癒やし、活き活きとした日々を送るサポートとして利用することができるのです。

〈3〉精油と星のつながりの現在

さてアロマセラピーで使用される精油は、古代～中世で使われてきたものとは別に、近代・現代になってから発見され、利用されるようになってきたものも数多くあります。たとえば、ティートリーはオーストラリアのアボリジニの間でけがや皮膚の治療に使われていましたが、20世紀初頭に科学的に研究され、『英国薬局方』にも記載されました。

占星術は、20世紀ごろにはすでに医療では使われなくなっていました。したがって、特に新しく使うようになった植物は、天体や星座と結びつけて考えられることはなかったのです。新たに見つかり、使用されるようになった植物は、占星術に興味のある代替療法家によって、効能・作用部位・伝承・植物の形状的な特徴など……さまざまな発想や着目点により、支配星（その植物に対応する天体）や支配星座が独自に決められていきました。

ただ、古代～中世の複数の文献を調べると、とある植物に対する支配星への解釈が、それぞれの地域で違いがあったり、日常での使い方が違ったりします。

結局のところ、植物と天体の関係が地域によって違うということは、昔から変わりないというわけです。

〈4〉植物と星の結びつき

精油（植物）がどのように天体や星座と結びつけられているのか。それは、前述のとおり、効能・作用部位・形状的な特徴・育成環境・開花や収穫時期・伝承・神話などに関連していることをお伝えしました。このあたりをもう少しみていきましょう。

効果・効能について、たとえば身体を温める働き（温熱作用・加温作用）や血行促進作用などがあるものについて、太陽や火星、さらに火の星座（牡羊座、獅子座、射手座）に関連していると考えられていたようです。ジンジャーやブラックペッパーなどは火星に相当し、加温作用のあるオレンジは、太陽・獅子座と関係があるとされています。ミカン科の植物は水はけがよくて、日当たりもよい斜面で育つので、太陽をたくさん浴びて育つ要素も考慮されたかもしれません。

身体部位については、12星座と身体部位の対応を12星座の項目でもお話ししますが、頭が牡羊座に対応し、順に下がって足が魚座という具合に対応しています。たとえば、牡羊座に関連するとされているローズマリーは、思考をクリア（脳の動きを活発）にし、髪（頭部）にもよいハーブ（精油）です。

ミント類は水星もしくは金星と、表記されている文献によって分かれます。これはペパーミントなど、上気道（鼻やのど：水星に関連）に対する働きによるものと、ペニーロイヤルミントのように生理不順に使われたり（生殖器関係は金星に関連）、スペアミントのようにほんのり甘い香り（甘みは金星に関連）があるなど、品種によって性質が、水星と関わるものであったり、金星と関わるものであったりするためです。

神話や伝承という側面では、たとえばマートルは金星に関連しています。それは、美の女神であるギリシャ神話のアフロディテがこよなく愛していた植物であるからといわれていたり、古代エジプトでも、愛と歓喜の女神ハトホルに捧げられていたりしたためのようです。ただし、マートルには呼吸器への働きもあるため、水星（呼吸器や神経に関連）を支配星とする文献もありました。

このようにアロマセラピー占星術の背景にはさまざまな要素が組み込まれています。だから、その歴史的・知識的な積み重ねを、私たちはよりよく生きるために利用することができるのでしょう。

第2章

ホロスコープで人生を読み解く

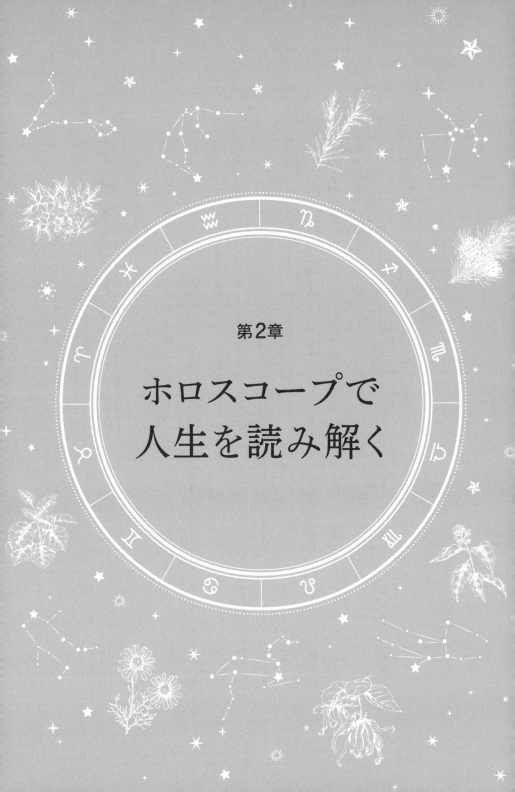

ホロスコープとは何か

ホロスコープとは、星の配置を図に表したものです。ホロスコープの種類によっては世の中の動きをみたり、団体や物事の行く末をみるためのものなどもありますが、本書では個人の運命をみるためのものを中心に話を進めていきます。

個人の運命をみるためのホロスコープは、出生図（ネイタル図　Natal）と呼ばれ、生まれた日・生まれた時間、出生した場所から観察した星の位置が示されています。ホロスコープのことを「チャート」といったり、「星図」と呼ぶ場合もあります。

ホロスコープは、**太陽や月といった天体**、**牡羊座から魚座の12の星座（サイン）**、**第1から第12まであるハウス**という要素で構成されており、生まれたタイミングでそれらの配置が変わります。配置の違いにより、それぞれの人の運命や人生のあり方が変わってくるのです。

ここでは、天体や星座（サイン）、ハウスがどういったものかをみていきましょう。天体同士の関係性を示すアスペクトについてもお話ししていきます。

〈1〉天体

西洋占星術では基本的に、**月、水星、金星、太陽、火星、木星、土星、天王星、海王星、冥王星**という10個の天体をみていきます。

これらの星がそれぞれの機能を発揮し、活動テーマを分担しながら、行動や日常での過ごし方、公的な振る舞いなどのあり方をつくり上げていきます。たとえると、それぞれの天体は、人の中で動くさまざまな臓器や体の部位のようなものです。それにより人間の身体がつくり上げられ、それぞれが働くことで、その人物の活動が立ち表れてくるのです。

すべての人のホロスコープに、この10個の天体が必ずあり、総合的な働きにより、その人自身のあり方や運命などをつくっています。

〈2〉年齢域

すべての天体が自分自身の構成要素なのですが、そのすべてを常に自在に使えるわけではありません。天体には「年齢域」というものがあり、特定の時期にその天体が発達する……という考え方をします（年齢域の詳細については各天体の項目を参考に）。

つまり、**月・水星あたりが幼年期、金星・太陽が青年期、火星・木星・土星が中年から壮年期、天王星・海王星・冥王星はそれ以上**……という具合です。そして成長とともにその天体の力を獲得していき、人生の中で活用していきます。西洋占星術という視点からみると、人生は、成長しつつ天体の力を手に入れていく冒険ともいえるかもしれません。

〈3〉活動領域

年齢域によって天体を獲得していくことで、徐々に物事の見える範囲や活躍する領域が広がっていきます。年を経るごとに行動範囲も広がり、小さな頃は家族や学校ぐらいだったものが、社会で活動するようになると、自分の関わる社会のあり方やその構造など、いろいろなものが見えてくるのと一緒です。

そこから天体が主にどんな領域で活動するのかを、領域別に分類する考え方が出てきました。年齢域も同様ですが、こうした分け方は天体の公転周期（軌道を一周する日数）の長さにも関係しています。

天体の活動領域をみてみましょう。

月・水星・金星は個人的な領域で働く天体（個人天体）です。その人自身が意識的に使える天体でもあるので、働き方などを実感しやすい天体グループでもあります。

太陽・火星・木星・土星は社会の中で力を発揮していく社会天体といわれ、社会で活動していく中で、その動きを実感していくことになる天体です。その人の中で、社会とはどういったものなのか、という社会観をみることもできます。

天王星・海王星・冥王星は長い軌道を移動する天体で公転周期も長く、**特定の星座に7年～20年という長い期間滞在**します。同じ世代の人たちが同じような配置をもち、世代的な共通点をもっていることが多いので、**世代天体**と呼ばれます。さらに、これらの天体は土星よりも外側の軌道にあることから、**トランスサタニアン**（「土星外天体群」の意味）とも呼ばれます。土星が現実の、目に見える世界を示すのに対して、その外側にあることで、非日常的な突発的な出来事や目に見えない霊的な事柄、生と死のような極限なども示すものでもあります。

〈4〉天体の働きと他の要素との関係

天体がどのように働くかという傾向は、天体が12星座のうちのどの星座（サイン）に置かれているかによって明らかになります。逆からみると星座（サイン）は天体に対して、傾向や性質などを色づけするものだと考えてもよいでしょう。

さらに天体がどんな場でその活動をしていくかについては、天体が1〜12のどのハウスに在室しているかによって示されます。

つまり、天体はその人の中のさまざまな機能を示していて、星座（サイン）は天体に対して性質を色づけし、ハウスは天体に対して場を設定することで、その場に適した動き方をもたらすのです。まとめると、次のようになります（サンプルは次ページ）。

・**天体**……個人の中の10個の機能や活動テーマ　10天体で分担されている。

・**星座（サイン）**……天体がどの星座（サイン）にあるかによって天体の性格づけが行われる。

・**ハウス**……天体がどのハウスにあるかによって、天体がどのように活動するかがわかる。

天体の詳細はこのあとの項目でお話しいたしますが、天体・星座（サイン）・ハウスの関係性が、少しご理解いただけたかと思います。

[天体・星座(サイン)・ハウス説明図]

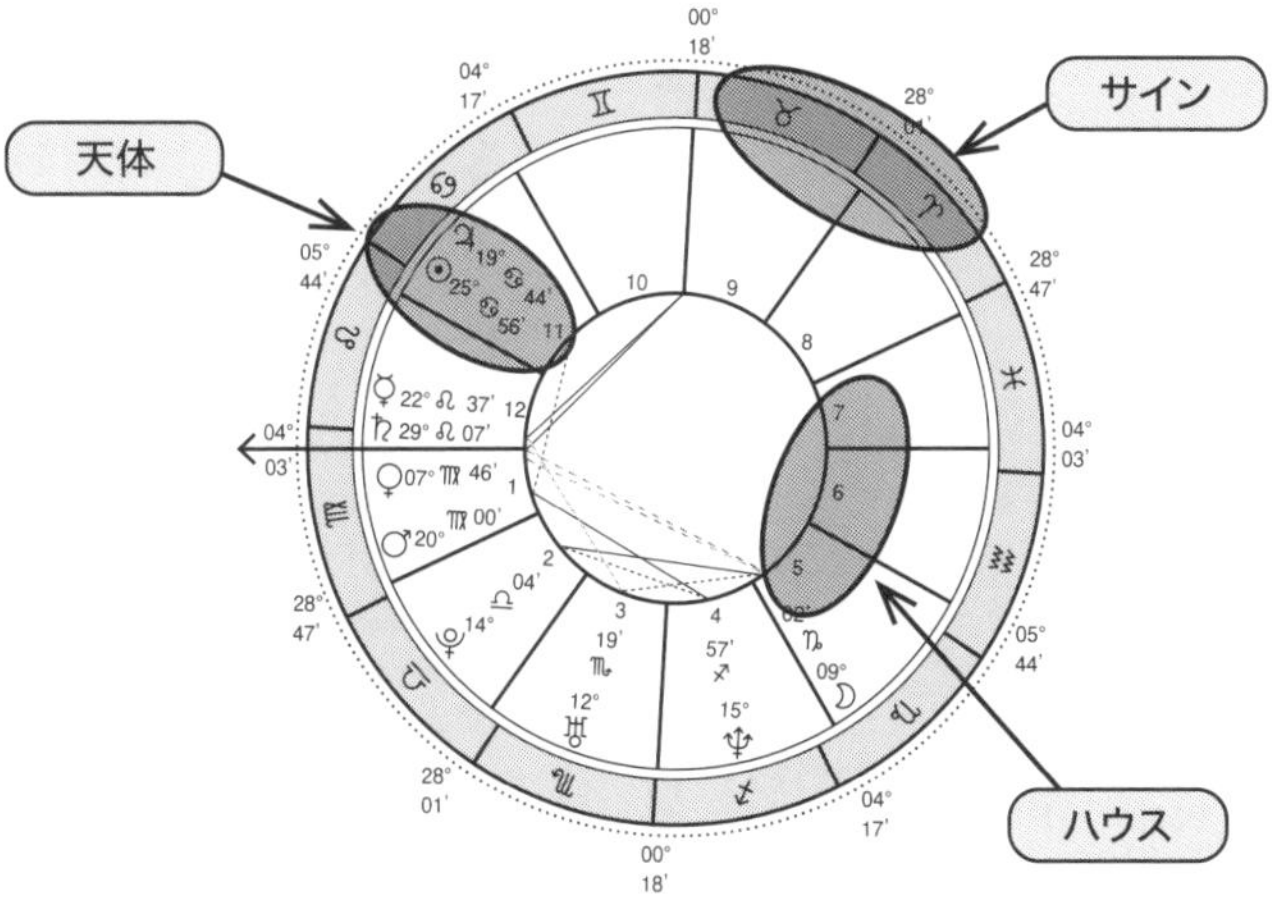

[10天体とそのテーマ]

天体		天体のテーマ
月	☽	性格(感受性の傾向)　日常の送り方
水星	☿	工夫の仕方　仕事における作業傾向　コミュニケーションのとり方
金星	♀	物事の楽しみ方　何を楽しむかという傾向　恋愛での態度（女性）
太陽	☉	人生の目的　手ごたえと充実感を感じる活動
火星	♂	行動傾向　他者を押しのけて自分を押し出すときのやり方
木星	♃	よいもの・よいことと感じる事柄　頑張らなくても伸ばしていける資質
土星	♄	制限・ルール意識　その人の完成イメージ　不足感からコンプレックス化も
天王星	♅	自立　独立　一人でやるとすっきりする事柄
海王星	♆	幻想・夢・霊的なこと　心広がる事柄
冥王星	♇	極端さの出るテーマ　死と再生　限界を突破する極限的な力

〈5〉星座（サイン）

星座（サイン）は**黄道12宮**ともいわれ、太陽の通り道である黄道を均等に30度ずつ、12のエリアに分けたものです。ここに「蟹座」「射手座」などの星座の名称を適用しているので、実際の天空の星座と区別するため、この「エリアにつけられた印」という意味でサインという呼び方をします。

星座（サイン）は天体に性質を加える要素です。**牡羊座から魚座まで12種類あり、天体がどこの星座（サイン）にあるかにより、それぞれの星座の性質が天体の傾向に加えられます。**

性質を加えるというのは、たとえば月という個人の性格や素の部分を示す天体が牡羊座にあれば、その性格には牡羊座の傾向が加わり、元気でストレートなものになります。月が蟹座にあれば、共感力があり、仲間想いの優しいものになります。

星座というと、双子座生まれ、蠍座生まれなどという呼び方がよく聞かれます。雑誌などの星占いでは、星座はある特定の時期に生まれた人で分けられているイメージのほうが強いでしょう。しかし実際には、太陽という天体が12星座のどこにあるかを示しているものです。

前述のとおり、星座（サイン）は太陽の通り道である黄道に沿って12のエリアに分けられたものですが、太陽は毎年同じ時期にほぼ同じ位置（同じ星座（サイン）の同じ場所）を通過し

[12星座(サイン)とそのテーマ]

サイン		三区分	元素	テーマ
牡羊座	♈	活動宮	火	魂のままに動く　衝動的　乱暴 直観力で動く
牡牛座	♉	不動宮	土	身体に同化する　五感を使う　ゆっくり マイペース
双子座	♊	柔軟宮	風	フットワークよい　じっとしていない 情報通　広く浅く　会話力高い
蟹座	♋	活動宮	水	やさしい　仲間思い　共感力高い まわりに合わせる
獅子座	♌	不動宮	火	盛り上がり求める　ドラマティック 高い自負心　華やかさ
乙女座	♍	柔軟宮	土	細やか　丁寧　実務能力・分析力高い 清潔感ある　きちんとしている
天秤座	♎	活動宮	風	人当たりがよい　人の言うこと受け止める　バランス感覚高い　センスあり
蠍座	♏	不動宮	水	何かに深く入り込む　地道　忍耐強い 信頼度高い　裏切り許さない
射手座	♐	柔軟宮	火	おおらか　自由を求める 人と切磋琢磨する　向上心高い
山羊座	♑	活動宮	土	真面目　大人びた　枠組・システムで考える　ルールを守る社会性あり
水瓶座	♒	不動宮	風	個人性重視　クール　友達多い 上下なし　未来志向　理想主義
魚座	♓	柔軟宮	水	心優しい　柔軟　強い共感力 目に見えない事柄に関連

ます。そのため、生まれた日にちで判断しやすく、雑誌などの占いで利用されています。

西洋占星術では太陽だけでなく、月や水星などその他の天体がどの星座（サイン）にあるかで、複合的にさまざまな要素をみるので、必然的に星占いよりも情報量は多くなります。

〈6〉ハウス

ホロスコープの中央近くの、左側にある1という数が振られたエリアから反時計まわりに、1から12のエリアがあります。これをハウスといい、それぞれ、1ハウス、1室などという呼び方をします。**ハウスはそれぞれにテーマがあり、天体がどのハウスに在室しているかによって、ハウスに設定されたテーマに基づいた活動を行っていきます。**場によって動き方が決定されるというように考えることもできるでしょう。

ハウスのテーマに関する詳細は、のちほどまたお話ししますが、たとえば、お金や才能に関連した2ハウスに、仕事スキルに関する水星が入っている場合、コミュニケーション力や文筆力に関わる才能を示したり、水星を使ってお金を稼ぐ活動をしたりするということがわかります。対人関係に関連した7ハウスに、受容性に関連した木星が入っていれば、他者を受け入れる姿勢として発揮されることになりますので、どんな相手に対しても寛容な姿勢をとります。

［12ハウス］

ハウス	説明
1ハウス	自分自身　アセンダント　その人の持つ雰囲気
2ハウス	持ち物　才能　お金の稼ぎ方・使い方 身体に根づいた特徴・資質
3ハウス	初等教育　兄弟姉妹　コミュニケーション　家の近所
4ハウス	家　家族　集団無意識　心理的な土台
5ハウス	恋愛　遊び　趣味　子ども　生きる喜びに関すること
6ハウス	仕事　健康　使用人　部下
7ハウス	対人関係全般　パートナー　足りないところを補う人　裁判 結婚相手
8ハウス	深層心理　すぐ動かせないお金（貯金・株　借金　遺産　配偶者のお金）　深く関わる集団　継承
9ハウス	高等教育　外国　出版　司法　宗教 精神の広がりを感じさせるところ
10ハウス	人として到達したいと願う到達点　社会における表現 押し出しとしての肩書き　社会活動の傾向
11ハウス	未来　同じ志を持つ友人　サークル的な集まり
12ハウス	隠れたもの　目に見えないもの　敵　心の深い部分 不特定多数への関わりや貢献　ネット

その寛容さに多くの人が惹きつけられ、人気運として発揮されることもあるでしょう。

〈7〉補足〈アスペクト〉

サンプルのホロスコープ（31ページ）をみると、天体と天体に線が引かれています。この**天体間の関係性をアスペクト**といいます。天体同士が中心点を基準に特定の角度に配置されたとき、一方の天体にもう一方の天体の傾向が影響として与えられたり、双方向的に影響を与え合ったりします。

たとえば、性格を表す月が獅子座にある場合、積極性があり、自己主張ができる傾向がみられますが、この月に土星（制限や自制性に関連）がアスペクトを取る場合、本当に自己主張が必要なときのみ、確実な形で自分の主張を押し出したり、場合によっては自制が効きすぎて意見主張がなかなかできないなどあるでしょう。

アスペクトには角度によってソフトアスペクト（吉角度）・ハードアスペクト（凶角度）があります。ソフトアスペクト（吉角度）は天体間の関係性がスムーズでよい影響を与え合うもので・ハードアスペクト（凶角度）は天体間の関係性においてキャパシティーを超えるものまで実行しようとするため無理が生じやすく、負担のかかる関係となるものです。

［アスペクト］

	名称	傾向	意味
0度	コンジャンクション	ソフト＆ハード	天体が重なる状態 サインやハウスのテーマについて、良くも悪くも影響が強く出やすい
180度	オポジション	ハード	呼び合うエレメント同士（火と風、土と水）で起こる関係 足りないものを補い合う関係だが、最初は反発が強い。他者性という意味もあり、他人を通じて、影響が出ることも多い
120度	トライン	ソフト	同じエレメントで起こる関係 お互いの伸び伸びと楽しめる関係時には甘やかしやマンネリにもなりやすい。スムーズに発揮できるが、自分としてはあたりまえのこととして自覚しづらい
90度	スクエア	ハード	同じ三区分で起こる関係 行動パターンが同じでもエレメントの違いから反発したり、片方の天体のキャパシティーを越えたテーマを突きつけることも
60度	セクスタイル	ソフト	呼び合うエレメント同士（火と風、土と水）で起こるよい関係 足りないものを補い合いつつ調和的に働く、他者と関わりつつリズミカルに発展・進展するアスペクト高い自負心華やかさ

＊アスペクトとは　二つの天体の関係をみるとき、それらの天体からホロスコープの中心に向かってそれぞれ線を伸ばし、その線がつくる角度を確認する。主に上記5種類の角度（アスペクト）に位置する場合、天体同士が互いに影響し合う関係をもつ。ホロスコープでは便宜上、天体間に線を引くことで、それらの天体が特定の角度で関係しあうことを表す。

ホロスコープでわかること

ホロスコープを読むことで、一体何がわかるのでしょうか？

たとえば前述の天体からは、その人の個人の中のさまざまな要素をみることができます。それは**個人の感情や行動などの傾向だけではなく、社会での活動や、世代としての傾向、目に見えない霊的なつながりや生と死なども含んだテーマまでみることができる**でしょう。

ただ単にそれぞれを読むだけでもさまざまなことが明らかになっていくのですが、いくつかの天体の働きをピックアップすることで、特定の活動への関わり方も読むことができます。

たとえば、仕事運や職業傾向をみる際に、太陽・水星・土星などの天体をピックアップしていきます。太陽は社会に向かってどんな自分を打ち出していきたいか、水星はどんな作業スキル・調整力を持っているか、土星は長期的に苦手を克服する中で自分の中で積み重ねていく実績…として読むことができますので、その人にとってどんな仕事が向いているか、などが明らかになります。

ほかにも、結婚傾向は主に太陽と月を、恋愛なら金星や火星……など、特定の活動に関連深い天体に注目し、それにより特定のテーマについて明らかにすることも可能でしょう。

自身の中にある特定の傾向について、自分はどう感じがちか、人からはどう見えているか、社会においてどんな影響として出てくるかなど、多角的な視点から物事をみることもできます。

たとえば、自分にとって苦手と思っている事柄であっても、人からはスムーズにいっているように見えたり、その苦手感が仕事では慎重な対応として表れ、仕事面で大きなプラスになっていることもあるでしょう。

逆に、自分では得意分野と思っている技術や才能があったとしても、他者から見てそれほどピンと来なかったり、あまり社会ではぱっとしない……などということもあります。どの視点からみていくかによって、自分の資質の表れ方や不得手なものなどの出方などが違い、自分の思っている自分とは違う姿が見えるかもしれません。同じように、周囲の人たちやクライアントの方たちが、その人自身が思っている姿とは違うあり方を発揮できていることを示し、新たな可能性を導き出すこともできるでしょう。

ハウスという要素にも着目してみましょう。ハウスの一覧（35ページ）をみると家族（4ハウス）や社会（10ハウス）など理解しやすい項目もありますが、その一方で、目に見えない霊的な事柄（12ハウス）や未来（11ハウス）のようなあいまいなものもあります。目に見える要素だけに着目するのではなく、目に見えない背景の部分にも着目しつつ、その人の環境を含めた全体像をとらえていく仕組みを持っていることがわかるでしょう。

ハウスそれぞれに対して星座（サイン）の傾向も影響します。たとえば、４ハウスならば、家や家族はこんな傾向、７ハウスならば対人関係はこういった傾向など、星座（サイン）の要素を組み合わせることで、それぞれの場に対して本人がどう感じ、どのように認識しやすいのかも明らかになります。

いろいろな場への見方が明らかになるともいえますが、ある意味、その人がどんなふうに世界をみているのかとしてとらえることもできますから、**その人にとっての世界観**も浮き彫りになるでしょう。これに対して別の見方をすると、周辺の具体的な状況を示すものでもありますので、**その人の置かれた環境**としてもみることができます。


まとめるとホロスコープには個人の資質から社会的要素、さらには目に見えない霊的な要素、そして置かれた環境や世界観などが包括的に描かれており、全体的な視点から人を理解することのできるツールとして考えることも可能なのです。

こうした全体的な視点から、その人個人やその人の置かれた環境などを再点検してみると、活かしたほうがよい素養や、不足しているもの、間違った扱い方をしているものなども浮き彫りになってくるでしょう。ホロスコープをみることはすなわち、**その人自身の環境を含めた全体像をつかむ**ことでもあります。そしてそれは**セラピーやヒーリングにおいて、重要な視**

点といえるかもしれません。

さてホロスコープを出力するには、ネットのホロスコープサイトを利用したり、ホロスコープアプリなどを利用することをおすすめします。

ここでは無料でホロスコープを出力できるサイトをご紹介いたします。

＜ホロスコープサイト＞

●Astrodienist
（アストロディーンスト）

https://www.astro.com/horoscopes/ja

トップページの「出生図、上昇点」のページか、「出生データによるいろんなチャート」からホロスコープ計算ページに移動できます。

●Astro-Seek
（アストロシーク）

https://www.astro-seek.com/

上部の「Free Horoscopes」をクリックし、ドロップダウンメニューの「Birth Natal Chart Online Calculator」からホロスコープ計算ページに移動できます。

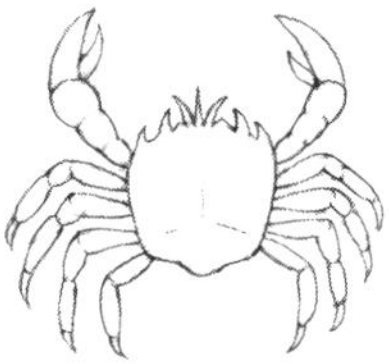

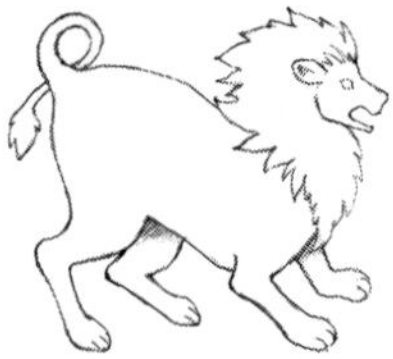

第3章

天体とは何か

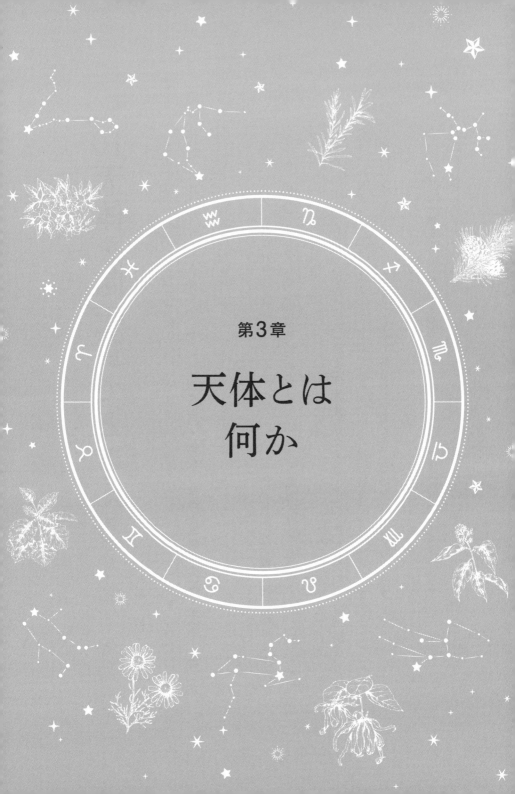

10天体を四元質でとらえる

天体とは、人の中にあるさまざまな機能を各天体の働きに対応させたものです。基本的には10個の天体を用いていきますが、古い時代では**月・水星・金星・太陽・火星・木星・土星の**七つを使っていました。

近代に入り、科学技術の発展によって見つかった三つの惑星**（天王星・海王星・冥王星）**を加え、10天体としました。前章でお話ししたとおり、年齢域や活動範囲などの区分けがあります。

天体は、古代ギリシャで考えられていた**四元質（熱(Hot)・冷(Cold)・乾(Dry)・湿(Moist)）**により、性質も明らかにされています。古代ギリシャでは四元質を用いて、さまざまなものの気質をみましたが、ハーブなどもその性質をみるとき、この四元質を利用しました。

たとえば、身体を温め、粘液を減らす働きをもつハーブはHot & Dryの性質をもち、熱を下げ、潤いを与えるハーブはCold & Moistの性質があるとされたのです。ハーブに関してはさらに

1～3度（文献によっては4度まで）の度数を加えて、その性質の強さを表していました。そしてハーブや精油などを占星術的に仕分けする際にも、天体の気質と近いものをその天体に関連深い天体として分類したようです。

医療占星術（Medical Astrology）でも、天体はさまざまな臓器や身体部位と関わりを持っています。ここではそれぞれの天体の働きや、性質、身体部位などとともに、その天体と関連をもつ精油についてもお話ししていきます。

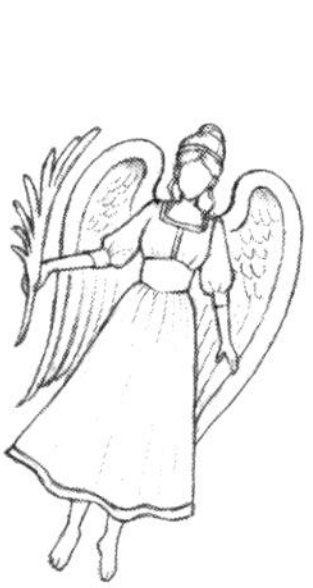

それぞれの天体の働きと精油

☽【月】

〈個人の性格、感情、基本的な反応パターン〉
医療占星術：胃、脳、乳房部、子宮
気質：Cold & Moist

月は個人の性格や感情を表します。年齢域は0～7歳で、その時期に吸収した周囲の状況、とりわけ家庭環境や、日々の生活の送り方、好き嫌いといった基本的な感情の反応パターンが現れてきます。

こうした性格や感情傾向の半分は本人の資質もありますが、残りの半分は幼少期の環境に大きく影響されているのです。家庭の雰囲気が落ち着いたものであれば、何か起こったとき、周囲の家族が落ち着いて対応するでしょうし、その様子をあたりまえのものとして吸収することになります。

家庭環境がにぎやかな場合、それに合わせて日々を過ごす中で、自分も一緒に騒ぐことになるでしょう。しかしこうした状態は本人にとってはあたりまえで、「落ち着いている」とも「騒がしい」とも意識できてないことが多いのです。性格はある意味、その人がオートマチックに行なってしまう振る舞いでもありますから、完璧に本人が把握するのは難しいかもしれません。

この感情パターンがどんなものであるかは、月が何座にあるかによって読み取ることができるでしょう。もっとも頻繁に接触していた人物を示すという意味で、母親のような主たる保護者なども月によって示されます。

さらに医療占星術では、月は身体・肉体にも関わり深く、身体を守るための安全感覚も月がつかさどっています。そして仕事や公的な活動で、疲れたときに戻ってくるところでもあるので、月の置かれているサインやハウスは、その人にとってリラックスできるシチュエーションを示し、ヒーリングやセラピーなどでは重要なポイントとして考えられています。

12サインそれぞれの月があることを考えると、その人なりのさまざまな癒やしの形があり、リラックスのあり方も人それぞれということにもなります。ゆったりとした環境で落ち着ける人もいれば、人の声が聞こえている場所の方が落ち着き、独りで静かにしているとかえって緊張する人もいるのです。

体質的な弱点や反応が出やすい箇所も、月のあるサインにからんだ身体部位と関わりがあるといわれています。特に疲れが蓄積していたり、内面的に弱っているときにそうした部分に不調が出やすいのですが、ある意味、月が警告を出し、心身を休ませようとしているとも考えられるでしょう。

★月の精油

月は感情や心の状態に関連する天体です。そのため月の精油は心の安定・沈静に関わり、心や感情の波を落ち着かせるものが多いようです。医療占星術的には脳や胃、子宮などにも相関があります。

[代表的な月の精油]

- **クラリセージ**　心を落ち着かせ、リラックスを促す。鎮痛作用。生理痛・PMSなどにも。
- **レモン**　気持ちをクリアにする。吐き気などの胃の症状にも。
- **ジャスミン**　豊かな心境をもたらす。生理・PMSにまつわる感情の乱れに。出産時にも。

〈参考〉その他の月の精油
メリッサ　ライム　カモミールローマン

☿【水星】

〈状況処理能力、知性、コミュニケーション力〉
医療占星術：神経全般、感覚器官、管組織（呼吸器・胆管など）
気質：Cold & Dry

水星はその人の基本的な知力と適応力を示す天体です。
目的がある場合、それを実現するために実際に行うべきことを、状況に応じて実行する役割は、主に水星が担っている働きです。たとえば、買い物をするために計画的にお金の計算をする知性、相手に自分の気持ちを伝えたいときに、相手の気持ちや状況を踏まえて言葉を選ぶ適応力（コミュニケーション）を使って目的を遂げるでしょう。目的に向かう時に工夫したり、やるべきことを整理したり、情報を集めたり……こうしたことは水星によってまかなわれているのです。

年齢域は7〜15歳。学校に通い始め、基礎的な知力や知性的な処理能力を身につけていく時期でもあります。大人になって情報収集し、コミュニケーションを取り、事務処理し、書類をつくるなどの基本的な部分は、少年期の読み書き、計算などが根っこにあるといえるかもしれません。

どのような工夫力があるかは、水星が何座にあるかでみていきます。サインによって、対話の得意な星座もあれば、手作業ならおまかせ……という星座もあり、各サインそれぞれの知性の使い方や技能や特性などをみることができるでしょう。

★水星の精油

水星は医療占星術的には神経などに関連する天体です。そんな水星の精油は、神経の高ぶりを鎮めたり、神経の緊張を解きほぐしてくれたりします。消化管や気道などの管状の組織にも関わるため、呼吸器の状態を整えたり、胃腸の調子を整えたり、食欲不振や便秘解消などに使われたりするものも多いでしょう。

［代表的な水星の精油］

- **ラベンダー**　神経の緊張をゆるめる。緊張からくる腸の不調にも。
- **ペパーミント**　神経を目覚めさせ、リフレッシュする。鼻詰まりなど上気道の通りをよくする。胃のむかつきや吐き気にも。

・レモングラス　精神を安定させる。消化を促進し、胃腸の調子を整える。

〈参考〉その他の水星の精油

マジョラム　クラリセージ　フェンネル　シナモン

♀【金星】

〈物事の楽しみ方、楽しむテーマ、恋愛傾向〉

医療占星術：腎臓、腰、ホルモン

気質：Cold & Moist

金星はその人の美的センスや対人センス、楽しみのあり方に関連した天体です。年齢域は15~25歳で、この時期に物事を楽しむ感性が豊かになったり、音楽やアートなどに触れて内面を豊かにしていきます。恋愛など気持ちのやり取りを行う中で、感受性の基本的な土台をつくり上げていくでしょう。芸術に感動したり、恋愛に夢中になるなどが起こりやすい時期ですが、この時期に聞いた音楽が一生を通して好きであり続けるなども、感性が形成されたからでもあるといえます。

また感受性や物事をどのように楽しむかは、金星が何座にあるかでみていきます。じっくりと好きな事柄を楽しんだり、別のサインでは新しいものが好きだったり、くるくると興味の対象を変えたりなど、サインごとに特性が出てくるのです。さらに恋愛で女性の金星は、恋愛しているときの態度が出てきたり、男性の金星は好きになる女性のタイプが現れてくるといわれています。

一見、単に物事を楽しむための天体と思われがちですが、金星を使うことで内面のバランスをとったり、心にゆとりと潤いをもたらす働きもあるため、ストレスフルな現代の人々にとっては重要な潤滑油となる天体とみなすこともできるでしょう。

★金星の精油

金星は女性性やバランス性に関連する天体でもあります。金星の精油は内側から女性性を引き出すような働きを持っていたり、ゆううつな気持ちを解消し、物事を楽しむ心の弾力性を回復させてくれるでしょう。医療占星術的には、生殖器や腎臓などにもひもづけられていることもあり、精油の方も女性ホルモンのバランスを整える働きをもつものも多いでしょう。

［代表的な金星の精油］

・ローズ

抗うつ作用があり、悲しみを慰め、心を癒やす。女性ホルモンのバランスを整えるため、更年期の女性に好まれる傾向も。

・イランイラン

自律神経のバランスを回復し、女性ホルモンの調整を行う。

・ゼラニウム

心身のバランスや内面における男性性・女性性のバランスを整える働きも。

〈参考〉その他の金星の精油

マートル　ヤロウ　パルマローザ　タイム　マヌカ

☉【太陽】

〈その人自身の人生、生きる目的〉

医療占星術：心臓、動脈、背中

気質：Hot & Dry

太陽はその人の人生や生き方、生きる目的を示す天体です。

太陽が太陽系の中心であるように、ホロスコープの中の主役は太陽です。その人自身の全体像を表すホロスコープの主役ですから、やはり何のために生きるのか、どんな活動を中心に人生を歩んでいくと有意義に過ごせるかというテーマが現れてきます。

年齢域は25～35歳で、社会に出て自分の生きる道を模索し、意識していく時期でもあります。そしてどのように生きるかを選択し、自分なりに表現して、人生を輝かせる太陽の働きはより強くなっていくのです。こうした活動を積極的に社会に向かって打ち出していく中で、太陽のサインやハウスにまつわる人格がその人の中に形成されていくので、「公的な顔」ともいわれています。

どんなテーマを中心に生きていきたいか、どんなことをすると生きている充実感が味わえるかは、太陽が何座であるかによって読み解くことができます。コツコツと物作りに励む生き方を求めるサインもあれば、さまざまな人と交流しながら物事を動かしていく生き方を望むサインもあります。それぞれのホロスコープ上の太陽の状態を確認することで、生きる目的や何のために生きていきたいのかという深い問いに触れることも可能でしょう。

★太陽の精油

太陽は気力や能動性、自信や自尊心にも関連する天体です。自信のないときや落ち込んで前向きになれないようなときには、太陽の精油が気持ちを温め、背中を押してくれます。

人生の方向性がわからないようなときにも、意欲に火をつけ、どこに向かえばよいのかを指し示してくれるでしょう。医療占星術的には心臓や動脈にも関わる天体。血圧を整えたり、ほどよく血流を促したりする働きのものも多いでしょう。

[代表的な太陽の精油]

・ローズマリー

血流を促し、意識を明晰にしたり、筋肉のこりを緩和。育毛などにも利用。

・パチュリー

体液の動きを活性化し、疲労や痛みの原因物質の排出を促す。心と身体と魂を統合する。

・フランキンセンス

呼吸を深くし、精神を整え、魂を平穏に導く。肌のアンチエイジングにも。

〈参考〉その他の太陽の精油

カモミールローマン　オレンジ　ベルガモット　グレープフルーツ　プチグレン

ティートリー　ベンゾイン　ネロリ　マンダリン　ローズウッド　ミルラ シナモン

♂【火星】

〈行動力、競争力〉
医療占星術：胆のう、筋肉、血液、けが、出血
気質：Hot & Dry

火星は行動力や推進力、競争力をみていくことのできる天体です。

特に人に負けたくないとき、一歩先を行きたいときなどに使う天体で、その人がどのような手段を用いて、他者を退け、自らのあり方を押し出していくのかも読み取ることができます。

年齢域は35～45歳。太陽期（25～35歳）のすぐあとに来る時期ですから、社会でどんな目的を持って活動していくかをある程度つかんだあとということになります。この火星期といわれる時期は、太陽期でつかんだ人生の目的をさらに積極的に社会に押し出し、推進していく時期ともいえるでしょう。

ただ一方で他者のあり方を退けて、自分のやり方を打ち出すので、結果的に反発されたり、反対にやり返されたり、さらに場合によっては負けて怒りを覚えることもあるかもしれません。しかしそうした経験を積みながら、さらに対抗する手段を磨き、不要なトラブルを回避する技を会得し、目的を達成する力として火星を身につけていくことができるでしょう。

どんな手段で勝とうとするかは、火星のサインでみていくことができます。先手必勝で素早

く勝機をつかむサインもあれば、防衛が得意で細やかに戦略を立てるサインもあります。さらに粘り腰で地道に押し進めるサインなどもあり、勝ち方はそれぞれです。

★火星の精油

火星はやる気や集中力なども関係しています。火星の精油はやる気を高めて行動を促したり、物事に集中する力を与えてくれます。Hot & Dry という性質から、身体を温め、血流を促す働きをもつ精油も多いでしょう。

［代表的な火星の精油］

- **パイン**　松の葉のトゲから火星に関連。血行を促しつつ、意識を刺激し、能動性を高めます。
- **ブラックペッパー**　気持ちを刺激し、意欲を高める。スポーツマッサージにも。
- **ジンジャー**　血流を促して身体を温める。消化器の不調にも。感覚を刺激し、集中力を高める。

〈参考〉その他の火星の精油

バジル

♃【木星】

〈社会的によいと思われる姿勢、善意〉
医療占星術：肝臓、肺、肥満
気質：Hot & Moist

木星はその人にとって「よい」と感じられるようなテーマに関連している天体です。社会において、自分を含めた多くの人のためにプラスになると感じられる事柄について、人は素直に受け止めますし、そのような活動を自分自身も打ち出していくことで、社会も、そして自分自身も発展していくように感じられるでしょう。

こうしたことから木星は、発展や成長、善意や倫理観など、精神面における「善いもの」に関わるといわれています。たとえば、教育・出版・宗教・立法なども木星に関連しています。それは多くの人の精神性を高めたり、よりよい生き方をサポートしたりするものとみなされているからでしょう。

木星の基本的な機能は受け止めて拡大していくことです。自分が社会にとってよいと思うことを素直に受け止めて取り込み、それをもとに活動していくためですが、よいと思う事柄はあまり意識に上がることはありません。自分にとっての「あたりまえ」でもあるため、それを行うことにストレスなく、スムーズに実行できます。

その分、気づきにくい天体ともいえますが、気づかないうちに木星によって積み重ねられていったスキルや行いが、あとあとになって自分自身をサポートするような力として備わっていることも多いでしょう。そういう意味では、木星はその人の内側でひそかに育まれた宝物としてとらえることもできるかもしれません。

さて豊かな積み重ねがどんな形のものであるかは、木星が何座にあるかによってわかります。みんなの気持ちを汲み取る積み重ねが優しさとして表れるサインや、新しいものに積極的に挑戦するという積み重ねが行動力と突破力として、その人の中で発揮されるサインなどさまざまです。ただし前述のとおり自覚しにくいため、じっくり考えないとピンとこないことも多いかもしれません。

★木星の精油

木星は受容性やゆとり、精神的な豊かさとも関係しています。そのため他者を受け入れる受容力を高めたり、物事に対してゆったりと構えていられるようなゆとりをもたらしてくれます。Hot & Moist の性質をもつため、それと相反する Cold & Dry の天体である土星や水星が悪い形で働くような場合、たとえば土星なら自分を律しすぎて気持ちが沈みがちなときに、水星なら神経質になったり、緊張感が強かったりするときに、気持ちを温めつつゆるめ、おおらかさを与えてくれるでしょう。

［代表的な木星の精油］

・ジュニパー

Hot & Moist の気質をもち、古代から体液や肝臓の浄化に関係があると考えられた。

・オレンジ

身体を温め、ストレスからくる胃腸の不調によい。明るさとリラックスを促す。

・グレープフルーツ

肝臓の働きを促進し、消化酵素分泌や解毒を促す。こだわりをゆるめる。

〈参考〉その他の木星の精油

メリッサ　ミルラ　ジャスミン　ファー　ラヴィンサラ

♄【土星】

〈ルール意識、社会における大人の姿、完成図、不足感、苦手感〉

医療占星術：骨（保護と枠組み）、関節、冷え、硬化症、結石

気質：Cold & Dry

土星はその人にとっての社会ルールや大人意識に関連した天体です。もともとは中世後期ごろまでは土星までしか見つかっていなかった関係もあり、土星が一番遠い天体であると思われていました。そのため、土星は法律や規範など世の中の重要なルールに関わる天体と考えられたのです。

人の成長を年齢域などの流れとしてみてきた場合、古い時代では最も晩年の時期にあたるため、老人などの意味ももっています。人として最も成長した姿は、言い換えると人の完成図であり、大人としての姿ということもできるでしょう。

土星はよく、苦手な事柄、不足感を感じるテーマなどといわれます。これは現時点での自分を、自分のイメージの中にある大人の姿と比較したとき、まだまだそのレベルに達していない感覚を覚えるために、そのように表されることが多いのです。

しかし土星にまつわる苦手意識から逃げようとすると、自分のまわりにいる、それが上手にできる人たちに対して劣等感を抱いたり、コンプレックスを抱えることにもなってしまいます。そのため、その人の思い描く人としての完成図に関わる天体でもあるのですが、同時に苦手感や劣等感など複雑な感情を想起させる天体となってしまっているのです。

土星にまつわる苦手感を克服するには、やはり土星の示す自己完成につながるテーマに向き合い、コツコツと取り組んでいくほかはありません。時間はかかるのですが、その一歩一歩が成長を引き出し、人としての完成へと導いてくれるでしょう。

さてどんな大人のイメージを持っているかは、土星が何座にあるかによって明らかにすることができます。きちんとお金を稼げるのが大人と思っているサイン、常に勉強し、向上心を持ち続けるのが大人の姿と思うサインなど、完成図は人それぞれ。それぞれの完成図を目指す姿勢がその人を成長させてくれるはずです。

★土星の精油

土星は落ち着きと安定に関連する天体です。土星の精油は落ち着いた香りのものが多く、気持ちを整え、心の土台を築いて安定を促します。

コンプレックスや苦手意識に対しても、冷静にそれを見つめ、丁寧にそれを乗り越えられるよう支えてくれるでしょう。Cold & Dry の性質をもち、医療占星術的にも熱が出て粘液が多く出るような症状をもたらす、風邪や呼吸器の疾患などに使われるものが多いようです。

［代表的な土星の精油］

・シダーウッド　心を落ち着かせ、意思を固め、内面を安定させて忍耐力をサポート。呼吸器にも。

・ユーカリ　吸器の粘液排出を促す。呼吸を整え、意識を明晰にし、視野を広くする。

〈参考〉その他の土星の精油
サイプレス　ベチバー　サンダルウッド　ブラックスプルース

♅【天王星】

〈自立、独立、変化、リフレッシュ〉
医療占星術：神経伝達の電気信号的な領域、神経系のトラブル、臓器移植
気質：Cold & Dry

（※近代の占星術から使用され始めたため、古い時代に形成された医療占星術での身体部位や気質は特に決まっていません。ここでは参考程度に近年関連しているといわれている医療占星術のテーマや気質をご紹介します）

天王星は改革やアクシデントに関連する天体だといわれています。しかしトラブルを引き起こすものではありません。それまであたりまえ、常識とされていたことや、長く続いてきたことに対して、一度その流れを断ち切って、そのまま続けてよいのか再確認する働きを持っているのです。

再確認したあと、そのままでも大丈夫であれば継続し、そうでなければ方向転換を促すことになるでしょう。そのため、結果的に物事を変えたり、リフレッシュする働きとして表れてくるのです。何かに煮詰まっているときにも新しい発想を引き出し、状況に変化をもたらしてくれるはずです。

断ち切るのは流れだけではなく、つながりなども切ることがあります。人とつながるのではなく、つながりを断ち、自分一人で何かを成すことをあと押しするため、自立、独立などとも関係する天体といわれているのです。

一般的に人とのつながりは大切ですが、つながりは同時にしがらみになります。そのしがらみのために自由に自分の目的に挑戦することができなくなったり、本当に自分の求めているものから遠ざかってしまうことも多いでしょう。天王星はこうしたしがらみを切り、本当に自分の求めるものに気づかせてくれるのです。

どんな活動や事柄がリフレッシュやブレイクスルーにつながるかは、天王星が何座にあるかなどでみていくことができます。人と話をしているときに新しいアイデアを思いつく、手作業をしていると新しい発想が湧く……など人それぞれでしょう。しかし、土星より外側にある天体ですので、常に新しい風を引き込むことができるわけではないようです。

★天王星の精油

天王星は意識の目覚めやリフレッシュに関わる天体。天王星の精油も、気持ちを目覚めさせたり、リフレッシュを促して新しい風や視点を引き込み、ブレイクスルーや方向転換を促進してくれるでしょう。

〔代表的な天王星の精油〕

- **ライム**　リフレッシュを促し、気持ちを切り替える。意識をクリアにする。
- **プチグレン**　精神的なバランスをとり、客観性をもたらしてくれる。

〈参考〉その他の天王星の精油

レモン

♆

【海王星】

〈夢、幻想、霊的要素、心広がる事柄〉

医療占星術：アレルギー、原因のわからない病気、アルコールや薬物による疾患、緩和ケア

気質：Cold & Moist

（※近代の占星術から使用され始めたため、古い時代に形成された医療占星術での身体部位や気質は特に決まっていません。ここでは参考程度に近年関連しているといわれている医療占星術のテーマや気質をご紹介します）

海王星は夢や幻想などに関わる天体だといわれています。

目に見えない、つかむことのできない実体のないもの。現実の世界が目覚めた状態であるのに対して、夢の中にいるような無意識の世界と関わるテーマを持っています。霊的なことや神秘的なことにも関連深く、そうした側面も人間の一部分であると考えると、不思議に感じるかもしれません。しかし直感的に危険を感じたり、虫の知らせのような感覚を覚えたりすることも考えると、これらは海王星が指し示す、無意識や夢の世界から引き出してきた情報ととらえることができるでしょう。

海王星は無意識領域といわれる意識部分や集合無意識のような、目に見えない根っこの部分

が多くの人とつながっているテーマとも関連しています。芸能人やアーティストなど、不特定多数の人たちに影響を及ぼす力を持っている方のホロスコープに、海王星が特徴的に表れている例も多数あります。これは、無意識領域から引き出してきたテーマを自身の活動に組み込んでいるからです。同じ無意識領域に関わる人たちが、その人の作品や言動を目にすることで、心の深い部分に響くような喜びや感動などが湧き上がるというようなことも起こるのです。

どんなテーマに夢を感じやすいのかは、海王星が何座にあるのかなどをみることで明らかにすることができます。物事の裏側や深層心理などに興味を持つサイン、自分の意識をより高めようと向上心を持つことに期待を膨らませるサインなど、テーマごとに方向性もさまざまです。

しかしその一方で、海王星には嘘や詐欺といった悪いイメージもあります。ホロスコープの中の海王星がある場所は、理由もわからないままなぜか夢を感じ、深い感動や喜びが湧き上がるポイントでもあるため、大きな期待を感じやすいテーマを示します。その分、現実面をきちんと把握できないため、期待を裏切られるような出来事も起こりやすくなります。

★海王星の精油

海王星は目に見えないものとの関わりや夢につながる天体。海王星の精油も変性意識状態へと導いたり、心の深い部分に作用する働きをもちます。ギリシャ神話のポセイドン（ローマではネプチューン）と関係のあるものもあります。

［代表的な海王星の精油］

・サンダルウッド　呼吸を深くして内面を整え、精神を静寂へといざなう。瞑想にもよい。

・ミルラ　古代エジプトでミイラ作りにも使われた。心と身体を霊性に結びつけ、魂をよりよい状態に導く。

〈参考〉その他の海王星の精油

パイン

♇【冥王星】

〈生と死、極端さ、カリスマ性〉

医療占星術：出産、再生医療、終末医療

気質：Cold & Dry

（※近代の占星術から使用され始めたため、古い時代に形成された医療占星術での身体部位や気質は特に決まっていません。ここでは参考程度に近年関連しているといわれている医療占

星術のテーマや気質をご紹介します）

冥王星は死と再生に関わったり、限界を突破する極限的な力に関わったりするといわれます。そのため日常で使うことはあまりないのですが、いざというとき、特に生死に関わるような状況がからんだ場合、その力が発揮されることが多いといわれています。普段はあまり意識することがなくても、非常時には極限以上の力を出すため、その振り幅の大きさから「極端さ」というテーマも出てくるのです。

ホロスコープで冥王星が特徴的に表れている方の場合、「死ぬか生きるか」が判断基準になっていることも多いでしょう。生死が判断基準とは、これぐらいやっても死なない、これをやれなければ死んだも同然……など、生きるか死ぬかの線引きが実行するかしないかの線引きにもなっているということ。

はたから見ると非常につらい労働状態なのに、本人は「こんな状況でも死ぬわけではない」と、平然と仕事を続けることがあります。忍耐力が非常に高いともいえるのですが、本人はそんなふうに思っていないかもしれません。

一つのサインを14～20年近くかけて経過するため、同じ世代の人がほぼ同じサインになりやすいのですが、ハウスなどの配置が違ってくるため、世代で共通する部分（サイン）とそうでない部分（ハウス）を、それぞれもつことになります。
どんなことに死を感じるか、死に近い時期に求める状況なども、冥王星が何座にあるかでみることができます。自立して他人を必要としないサインもあれば、パートナーがいないのは死んだも同然と考えるサインもあります。ただ生死が関わる分切迫感も大きく、冥王星が関連するテーマで、理由のわからない切迫感や息苦しさを感じることも多いでしょう。

★冥王星の精油

冥王星は生死や忍耐力に関わることから、冥王星の精油には死にまつわる伝承・神話から関連づけられたものが多いようです。作用的には、忍耐力を高め、困難を乗り越えられるよう、強く心を支えてくれるでしょう。

［代表的な冥王星の精油］

・サイプレス　ギリシャ神話のクパリッソスから由来。忍耐力を高め、困難を乗り越えられるようサポート。

・ベチバー　根から抽出された精油（冥界が地の底にあることから）。心を鎮め、内面を安定させ、内側のゆるぎなさを培う。

〈参考〉その他の冥王星の精油

シダーウッド　パチュリー

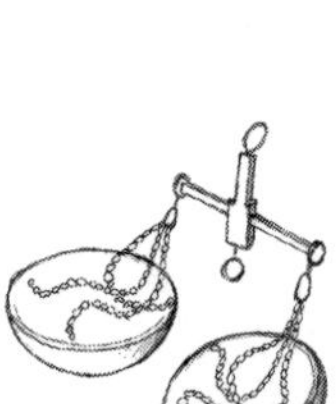

第4章

星座（サイン）とは何か

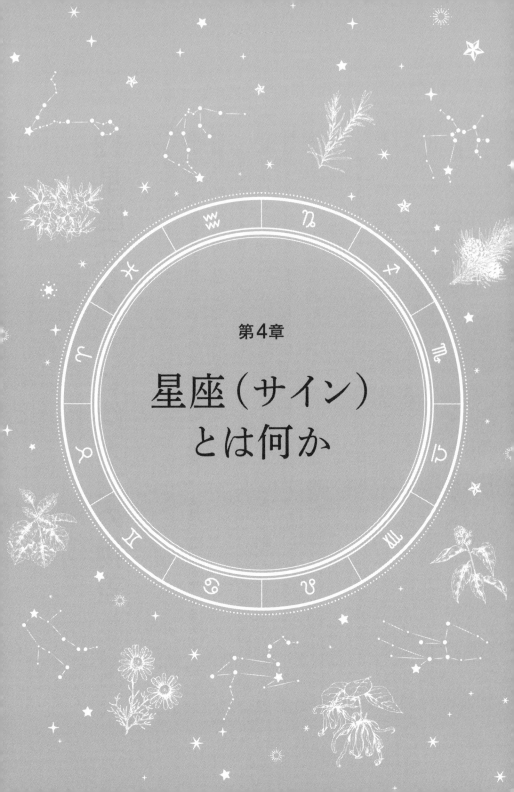

12星座（サイン）とは天空の物差し

12星座（12サイン）は、一言で言うと天空につけられた番地やエリアのようなものです。**実際の星座（Constellation）やその大きさなどとは違い、太陽の通り道である黄道を12に分割し、30度ずつのエリアとして表したもの**です。

占星術で扱う天体やハウスの状態なども、牡羊座から魚座までの、何座の何度（0〜29度）にあるかによってみていくため、西洋占星術の手法の中ではある意味、物差しのようなもの、座標のように位置を確定するものとなっています。太陽の通り道を円としてみなしていくため、位置をどのサインのどの度数にあるかで表し、天体同士の関係を角度でみていくのです。

太陽は黄道上を一年かけて一周していきます。毎年ほぼ同じ時期に同じ位置を移動していきますが、昼と夜の長さが同じになる春分の日の太陽の位置を春分点（牡羊座0度）として、12サインが構成されています。昼の長さの一番長い夏至の日の太陽の位置は蟹座の0度、秋分の日は牡羊座の対向にある天秤座の0度、昼の長さが最も短い冬至の日の太陽の位置は山羊座の0度……という具合に構成され、それぞれが季節の入り口となっているのです。

そして牡羊座から双子座までの期間を春、蟹座から乙女座までを夏、天秤座から射手座を秋、山羊座から魚座を冬としてみていきますから、12サインは季節と深い関連をもっているといってもよいかもしれません。

そして植物と12サインの関係において、こうした季節的要素も重要な意味をもっています。植物の発芽・成長・開花・結実など季節をもとにしていますから、薬用植物とサインの関係性も、特定の季節などと結びつく形で対応しているものなどもあるのです（82ページ「サインと季節の図」）。

第3章でもお話ししましたが、四元質の気質で分類するやり方もこのあとに説明するエレメントと関連を持っています。エレメントはそれぞれ、

火　Hot & Dry
土　Cold & Dry
風　Hot & Moist
水　Cold & Moist

という具合に分類されますが、それぞれと同じような気質をもつハーブが、そのエレメント

にひもづけられているものもあり、これもハーブとサインの結びつきを決める、要素の一つとなっているのです。

さらに**サインには、それぞれに関連深い支配星（ルーラー）が決められていて、支配星はある意味、そのサインの領主のような働きを担っています。**前章でハーブやアロマが特定の天体に関連づけられていることをお伝えしましたが、ハーブやアロマの関係でも、それぞれのサインの支配星をもとに、特定のサインと結びつけられたものもあるようです。

医療占星術は、12サインは特定の身体部位と深く結びついています。頭が牡羊座、口や首が牡牛座、肩や腕が双子座……といったように、身体の上から順に対応していて、最後の魚座が脚という具合。こうした身体の部位に関して、身体の特定の部位にハーブが働きかける作用から、特定のサインのつながりが深いとみなされていたのです。

たとえば、カモミールローマンは胃痛などにもよいとされるハーブですが、そのために胃と関わり深い蟹座とも関連していると見られていました。アロマセラピーで使う精油は基本的にはハーブを原料にしていますから、ハーブとサインとの関係もそのままサインと精油の関係にもち込まれていったのです。

12サインの分類

12サインは、サインの性質で共通する特徴をもつグループで分けると、より理解が深くなります。ここではサインの性質別に、**3区分（モード）**、**4元素（エレメント）**について説明していきます。

〈1〉3区分（モード：活動宮・不動宮・柔軟宮）

3区分はサインの**「動き方」**を設定するものです。動き続けるか、維持するか……などといった特徴がそれぞれにありますが、その動き方を設定するのは時間感覚です。どのように時間を意識しているかによって、自然とそのような動き方をするようになっていくのでしょう。

【活動宮】（Cardinal：牡羊座・蟹座・天秤座・山羊座）

時間感覚：「今、ここ」

「今、ここ」を意識し、すぐに物事を実行したい活動宮は、休むことない活動性をもつグループです。スタートさせる力や推進力もあり、目的に向かって真っすぐに推進していくサイン群でもあります。自分から働きかけて物事を動かしますが、早く結果にたどり着こうとするせっかちな面も持っています。ただ、「今」を優先して、過去や先のことに考えが及びにくいため、維持力は弱いかもしれません。基本、シングルタスクで一つの事柄に集中し、結果を出し、その次を……というように、次々とやっていくので、なにかと忙しく動き回るでしょう。

【不動宮（固定宮）】（Fixed：牡牛座・獅子座・蠍座・水瓶座）

時間感覚：遠い過去から、遠い未来まで

過去から未来までの長い時間を意識するので、一つのことをずっとやり続ける行動傾向が現れるグループです。物事を維持・保持し、常に変わらない価値観を持つため、結果的に安定感があるとみなされたり、長い時間関わることから結果的に実績・成果・形あるものを残すことにもなりやすいでしょう。粘り強く、一つのことをやり続ける胆力が備わったサイン群ですが、路線変更などは苦手なので、それまでやってきたことが続けられなくなった場合、気楽に代替案など見つけられず、パニックを起こしたり、心圧が上がりやすいかもしれません。

【柔軟宮】（Mutable：双子座・乙女座・射手座・魚座）
時間感覚：隙間時間

サインの順番として柔軟宮は活動宮→不動宮と続いた次に位置するサイン群です。そのため活動宮と不動宮をうまく混ぜて両立させる働きをもちます。つまり不動宮的に何かを継続しつつ、その隙間に新しいことを始めるということ。こうしたことを隙間の時間を活用しながら行っていくグループなのです。タスクとしてAをやりつつ、隙間が空いたらBをやってみる……など、複数のことを同時に進められるマルチタスク傾向は、このグループの強みでもあります。状況に応じてやるべきことを切り替えていけるのですが、あまりにもいろいろなものを同時進行で進めすぎると混乱しやすいかもしれません。スキルや情報などさまざまな選択肢を持つことで、状況の変化に対応できる性質も活かされます。その一方で選択肢が増えすぎて、どれか一つに決めたり、優先順位をつけることは苦手といわれます。

〈2〉エレメント（4元素：火・土・風・水）

元素は火・土・風・水に分けられます。それぞれどんなものを**意識しているか、着目しているかといった傾向**が表れてきます。着目している事柄によって、**何に基づいて働くのか、どのようなテーマを優先するのか**も、この傾向でみることができます。

【火】（牡羊座・獅子座・射手座）
気質：Hot & Dry

個人の精神性に関連し、自分の意欲に着目するグループです。自分のやりたいことを意識しているため、個人的な熱意などを積極的にアウトプットしていきます。自分の意欲のままに行動し、熱意も高いグループですが、やりたいことを優先するため、わがままといわれることもあります。物事の判断は直感的に行われます。

【土】（牡牛座・乙女座・山羊座）
気質：Cold & Dry

肉体や物などに関係した物質性に着目するグループです。物事を具体的・実際的に判断し、目に見えるもの、数値として表れてくるものを優先して、物事を進めていきます。その場の勢いや熱意などに振り回されることが少なく、冷静な傾向があるといわれます。

【風】（双子座・天秤座・水瓶座）

気質：Hot & Moist

他者やまわりの状況に着目していくグループです。客観的な視点をもち、まわりの状況や多くの人の意見、情報などを知性によって統合し、その判断をもとに物事を進めていきます。他者と積極的に関わり、他者とやり取りして情報を扱うため、高いコミュニケーション能力を持つといわれるグループでもあります。

【水】（蟹座・蠍座・魚座）

気質：Cold & Moist

他者の気持ちや内面に着目するグループです。人の気持ちを察し、共感という形でそれを拾い上げるため、情緒的・感情的といわれることが多いかもしれません。相手の苦しみや悲しみ・

喜びなどといった感情を自分のものとして扱い、時には問題解決への手助けをすることも多いでしょう。他者への配慮や優しいふるまいができ、人と人との気持ちの交流を大切にするグループでもあります。

［サインと季節の図］

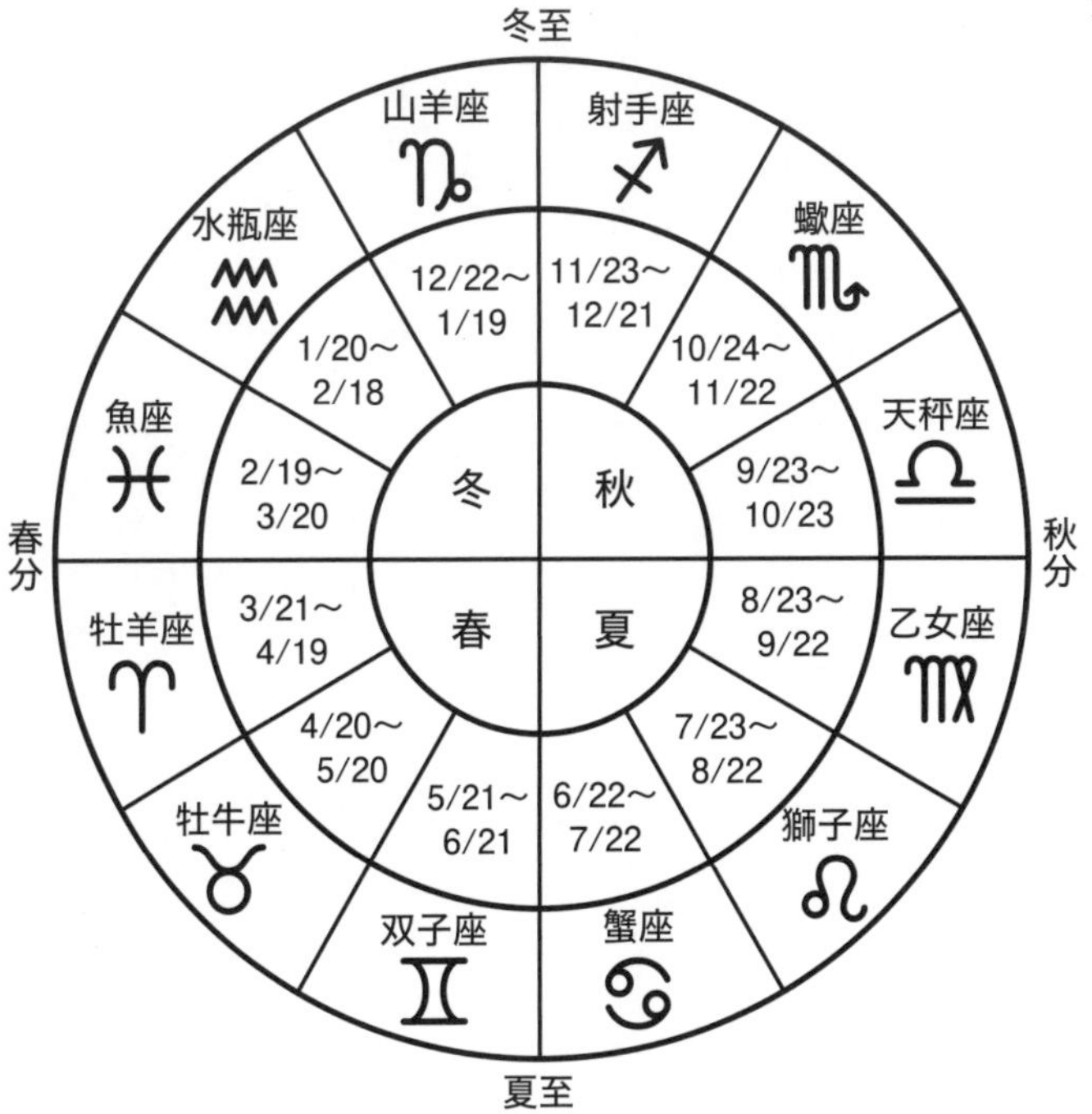

それぞれのサインの特徴と精油

ここでは、それぞれのサインの特徴とそれにまつわるキーワード、サインの精油を説明します。精油は、特にそのサインとの結びつきにまつわる要素のワンポイント解説をしました。

♈【牡羊座】

3区分：活動宮　エレメント：火　支配星：火星
身体部位：頭部、脳、頭蓋骨、顔、上顎、外耳

春分点から一番目にあり、新しい事象や新しいスタートを象徴するサインです。未経験も知識もない無垢の状態であるため、どんなことも、とりあえず動いて確認します。未知の領域に飛び込む勇気をもちますが、その一方で大きな不安もあり、先へ進む意欲と先の見えない不安とがない交ぜになっています。前例にとらわれず、直感で判断を下すため、英断である場合もあれば、乱暴な決断となることもあるでしょう。人の成長でサインをとらえると、生まれたばかりの赤ちゃん、魂のままのようなサインでもありますが、その前進力と瞬発力は

12サイン中、随一といえるでしょう。

〈キーワード〉

荒っぽい、せっかち、急ぐ、粗野、勢いで飛び込む、直感的に、ストレートに、瞬発力で、即決、早とちり、元気、テンション高め、負けたくない、先頭切る、積極的

★牡羊座の精油

・ローズマリー　脳を活性化し、思考をクリアにする。体液を循環させて活力を巡らせる。

・マジョラム　身体を温め、緊張を緩和する。

・ブラックペッパー　刺激作用、体液を循環させ、筋肉などの疲労物質の排出を促す。

♉【牡牛座】

3区分：不動宮　エレメント：土　支配星：金星

身体部位：首、のど（咽頭・喉頭）、感覚器官、口、声帯、舌

牡牛座は物質的で感覚的な確実さを求めるサインです。一つ前の牡羊座が魂だけの存在なら、次の牡牛座は肉体があることに気づき、その肉体に備わった要素を存分に活用していくサインなのです。肉体はこの世で活動するための最も重要なよりどころ。そしてその身体に備わった五感（視覚・聴覚・味覚・嗅覚・触覚）を存分に使って、着実に知識や印象、経験などを身のうちに取り込んでいくのです。金星が支配星でもあるため、五感についても美的センスに基づいて発揮していきます。たとえば、美食や音楽を楽しむ資質なども、牡牛座に関連深いテーマといえます。身体を基準に物事を知覚し、行動していくため、身体に無理をさせることなくマイペースでことを進める傾向もあるでしょう。

〈キーワード〉

ゆっくり、一つ一つ、丁寧に、マイペース、地道に、落ち着いた、わがままな、センスのある、所有欲求のある（欲張りな）、手触りを大切にする、モノづくりが上手、手作り系、ほっこり、どっしりとした、じっくり考える、何度も繰り返す、融通効かない、予定変更はいや、実力・才能からの自信

★牡牛座の精油

・パチュリー　心を落ち着かせ、ストレスなどからくる過剰な食欲を抑える。

・クラリセージ　強い緊張を緩和し、肩の力を抜く。感情のかたさなども和らげる。

・ローズ　愛の象徴。古代からアフロディテやヴィーナスなど美の女神と結びつけられる。ホルモン調整作用、更年期にもよい。

♊【双子座】

3区分：柔軟宮　エレメント：風　支配星：水星

身体部位：神経システム全般、中枢神経系、肺、肩、腕、手、気管、気管支

3番目のサインである双子座は、好奇心の旺盛さとフットワークの軽さが身上です。周囲の状況や他者に対して興味のあるものがあれば、すぐにそれを確認し、自分を活かすための情報としていきます。変化をとらえる能力も高く、多様な状況に適応し、機敏に反応していくでしょう。さらに一つ前の牡牛座が肉体を意識の中心に置いていた分、どんな影響からも自由でいようとします。深く何かにこだわるあり方は自由度を下げてしまうことでもあるからです。深く関わらない傾向から、知識や人間関係など、広く浅くをモットーに、軽快に歩んでいきます。さまざまな幅広い知識を適切に活用することのできるサインです。ただ、周囲のチェックに神経をすり減らしがちな部分もあるので、注意は必要でしょう。

〈キーワード〉

フットワークのよい、好奇心旺盛な、情報通な、おしゃべりな、ころころ変わる、落ち着かない、広く浅く、いろいろなバリエーションを求める、出し抜く、生き残りたい、人よりちょっと先を行きたい、ちょっと負けたくない、気が休まらない

★双子座の精油

・ペパーミント　思考をクリアにし、リフレッシュ。鼻水など、上気道の呼吸器のトラブルにもよい。

・レモングラス　体液を循環させ、疲労の原因物質の排出を促す。頭と身体のバランスをとる。

・ベンゾイン　去痰作用、鎮静作用など。深い呼吸を促し、身体を温める。肩・首の緊張にも。

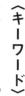

♋【蟹座】

3区分：活動宮　エレメント：水　支配星：月
身体部位：胃、胸（胸部、乳房）、子宮、粘膜、体液、骨髄

蟹座は、家族や仲間など身近な人たちと、共感・共生していく中で安心を育むサインです。愛情や思いやりを通じて人と関わり、そうした輪の中で人間性を発達させていきます。双子座で自由に歩き回ったあと、安心できる家庭のような場で一息つき、心身を癒やすようなものかもしれません。支配星の月も、安全感覚とともに心と身体の癒やしやリラックスに関わる天体でもありますので、こうした傾向はことさら強く出るでしょう。身のまわりの人たちの気持ちに配慮しつつ、よい関係を築くことのできる蟹座ですが、初めての場や初対面の人物に対して、すぐに心を開くのは苦手です。支配星の月が感情に関わることもあり、内面をすぐに見せることには抵抗を感じるのかもしれません。

〈キーワード〉
身内に優しい、仲間&家族思い、最初は人見知り、みんなのために、即決、優しい、気持ちを汲み取る、なじめないものはいや、同じことを繰り返す、仲間内でリーダー、みんなと一緒で安心、真似、ベタの世界、いつもと一緒が楽、共感力高い

★蟹座の精油

・カモミールローマン

ストレスからくる身体の不調全般に。心を落ち着かせ、安心へ導く。胃の不調にも。

・マンダリン

消化器を整え、胃を健やかにする。気落ちからの食欲減退や抑うつ状態にも。

・レモン

気持ちを切り替え、リフレッシュさせる。胃の不調を整え、吐き気などを緩和。

♌【獅子座】

3区分：不動宮　エレメント：火　支配星：太陽

身体部位：心臓、動脈、冠状動脈、心筋、胴背部

獅子座は心の奥底に燃える情熱や衝動を、創造性を通じて外に打ち出そうとするサインです。自分らしさを大切にし、人と違う自分の個性をはっきりと表現していくでしょう。一つ前の蟹座で共感し、みんな同じであることに安心を感じて充電し、そこでチャージしたものを獅子座で爆発させているともいえます。子どものように純粋に自分のやりたいことに対してはあきらめることなく、チャレンジしていくでしょう。しかし、ただ単に好きなことだけをしているのではありません。支配星の太陽は生きる目的に関わる重要な天体。つまり生きる意味そのものを自分自身で表しているのです。そのため、やりたいことがうまく進まなかったり、望む状態に行きつけないような場合、深く落胆することも多々見られるかもしれません。

〈キーワード〉

自己主張強い、盛り上がりたい、イベント好き、負けず嫌い、あきらめない、自分のやりたいことをやりたい、やりたくないことはやらない、女王様、オレ様、予定変更難しい、褒めてほしい、注目されたい、テンション高い、よいと思えばとことんやる、高い自負心

★獅子座の精油

- **フランキンセンス**　深い呼吸に導き、精神を整える。心と身体と魂を統合する。
- **イランイラン**　ストレスからくる自律神経の乱れを整え、血圧を落ち着かせる。興奮やパニックにも。
- **オレンジ**　消化器調整作用。高揚作用。落ち込みからくる食欲減退を改善。明るい気持ちをもたらす。
- **メリッサ**　抗うつ作用。ストレスや緊張からくる動悸、高血圧、パニックなどに

もよい。

♍【乙女座】

3区分：柔軟宮　エレメント：土　支配星：水星
身体部位：小腸、すい臓、十二指腸、肝臓における酵素の生成

乙女座は優れた分析力と計画力を持ち、物事を着実にこなすことができるサインです。支配星の水星と土のサインという具体性に関連する要素から、物事を具体的に、そして細かく分析しながら判断する力にも関わります。乙女座は6番目のサインであり、これ以降の天秤座から本質的に他者と関わっていく領域に入っていきます。そのため人と関わる前に自分を完成させ、どんな状況にも対応できる自分をつくっていくために、能力を高めていくことが多いでしょう。外界と関わるボーダーラインでもありますから、自己防衛というテーマに関連し、外界と関わる手前での自己調整という点で、健康や仕事といったテーマとも関係しています。

〈キーワード〉

細かい、丁寧、実力高い、仕事処理能力高い、分析力高い、段取り上手、頼まれたら何でも

できる自分でありたい、細かい部分が気になる、健康系好き、清潔、清楚、品のある

★乙女座の精油

・ラベンダー　ストレスからくる消化器の不調に。思考の巡り過ぎからくる不眠にも。

・フェンネル　消化器の調子を整える。腸のぜん動運動を促進し、便秘や消化不良などにも。

・マートル　古代では消化不良や下痢などにも利用された。雑念が次々に湧くような不眠にもよい。

♎【天秤座】

3区分：活動宮　エレメント：風　支配星：金星
身体部位：腰背部、腎臓

天秤座は人と積極的に関わり、人を知ろうとするサインです。7番目にあり、これ以降は人と関わるサイクルに入っていきます。他者のあり方に興味を抱きつつ、相手と自分とのバランスを踏まえて関わっていくでしょう。客観的な視点を持ち、自分自身に対しても他の人から見てどうか、どのように見えているかなどを意識しながら活動するので、ファッションや発言・振る舞い方などにもセンスのよさが光るようです。周囲からの問いかけにもすぐに対応し、そ

の場で適切に応答できるので、リアクションのよさから人を引きつけます。ただどんな人に対しても穏やかに関われる一方で、八方美人といわれることもしばしば。常に人とは何かという視点を持ち、多様な人たちとのやり取りの中でそれを見出そうとしていくでしょう。

〈キーワード〉

人当たりよい、よいリアクションができる、直接対面でやり取りしたい、他人の言うことを信じられる、受け入れる、褒め上手、バランス考える、誰にでもいい顔、正義感有、平均で考える、いろいろな考えをまとめる、いくつかを参考にして考慮、判断が揺れることも

★天秤座の精油

・ゼラニウム　ホルモンバランスを調整する。副腎を刺激し、ストレスへの耐性を高める。

・ラヴィンサラ　心身の緊張をゆるめ、落ち込みを回復。心と身体のバランスをとる。

・ユーカリ　深い呼吸を促し、心と身体を整える。対人・対外的なトラブルへのバランス回復にも。

♏【蠍座】

3区分：不動宮　エレメント：水　支配星：冥王星・火星
身体部位：大腸、直腸、肛門、膀胱、生殖器

蠍座は自分以外の誰かや何かについて、一つに絞って深く結びついていくサインです。一つ前の天秤座では、さまざまな人や事柄と等しく関わっていきましたが、それだけでは見えてこないものを求めて一つに絞り、深入りしていきます。特定の人物やグループなどの集団、研究テーマなど本気で関わりたいことにはグッと入り込んでいくのです。鋭い洞察力と集中力を持ち、これと決めたら徹底的に実行します。普通の人が乗り越えられないような高い壁へも粘り強く挑戦し、大きな結果を出していくでしょう。その過程で深く没頭していくため、関わる対象が大きく変容する場合も。熟考したうえで自分の意見を表そうし、それまで気持ちを見せないため、ミステリアスとも称されます。

〈キーワード〉
深い、簡単に心見せない、地道に粘る、専門性の高い、あきらめない、深く追求、忘れない、信頼と絆が大切、我慢強い、ずっと我慢して限界がくると切れる（外から見ると極端）、不言実行、深く入り込む、実績からの自信、一体化、一体視

★蠍座の精油

・サンダルウッド
泌尿器感染に。呼吸を深く導く。葬儀の際の香として利用され、死者の魂を慰めるとされる。

・パイン
副腎を刺激し、ストレス耐性を高める。心身を温め、集中力を引き出す。

・ヤロウ
古代から出血を止め、傷を癒やす働きがあったとされる。ホルモンを調整し、生殖器の不調を改善。

♐【射手座】

3区分：柔軟宮　エレメント：火　支配星：木星
身体部位：肝臓、肺、臀部、腿、腸骨、大腿骨、仙骨

射手座は自由に活動しつつ、自分の精神性を高め、成長を目指すサインです。おおらかで明るい雰囲気を持ち、自分のやりたいことを推し進めつつ、人を受け入れるオープンマインドな姿勢が魅力です。自分の成長につながることに対しては精力的に実行していくでしょう。こうした背景には一つ手前の蠍座への反発も含まれています。蠍座での集中や入り込みは、その分自分や相手を束縛することでもありましたが、射手座ではこうした不自由さや深刻さに反発し、お互いの自由を尊重し、ぶつかり合うときもフェアな精神を前提に交流していくという形へ進化していきます。陽気さが身上のサインですが、その一方で、疲れているときでも周囲のテンションを落とさないよう、あえて明るく振舞う傾向もあるようです。

〈キーワード〉

おおらか、適当、アバウト、気楽、にこやか（内心はそうでなくとも）、勉強熱心、向上心高い、読書好き、外国好き、議論好き、切磋琢磨、精神性を高めたい、理想を求める、よいことはみんなに広めたい

★射手座の精油

・ジュニパー

Hot & Moist の気質をもつことから、射手座の支配星の木星に関連。浄化作用。痛みの原因物質の排出を促進。

・ベルガモット

神経の緊張を緩和しつつ、気持ちを高揚させる働きをもつ。

・グレープフルーツ

たわわに実る様子から支配星の木星に関連。肝臓への消化酵素分泌を促す。老廃物の排出を促す。

・メイチャン

気を循環させ、免疫力を活性化する。落ち込みや失望などからくる気持ちの停滞にも。

♑【山羊座】

3区分：活動宮　エレメント：土　支配星：土星
身体部位：膝、関節、皮膚、頭髪、骨、爪、歯

山羊座は自分の所属する社会やそのルールに従って歩むサインです。10番目のサインに当たりますが、10という数字は完成にも関連しているため、人の成長サイクルにおいて完成された大人を意味し、大人が大勢で関わる社会という場に意識を合わせていきます。土の元素で活動宮というという積極性に関わる区分ですから、社会に対して実際的な活動を能動的に行っていくことにもつながり、社会参加・社会形成していくという意識も高いでしょう。冷静に、そして真面目にこうした活動を行っていくので、大人としての信頼を得て、着実にその世界の中でステップアップしていきます。自分の置かれた場全体を構造的に見通し、そこで今一番必要とされている行動を積極的に行っていくのです。野心的といわれることもありますが、社会という場を推進し、必要な行動をいち早く行うため、そのように見なされてしまうのかもしれません。

〈キーワード〉

真面目な、しっかり、きっちりしている、信頼できる、大人っぽい、大人びた、自制心のある、枠組み・システム作りがうまい、必要に応じてその場で対処できる、社会貢献、社会や公を意識、ルールを守る、年功序列な古いもの好む、和風・古風な

★山羊座の精油

・ベチバー　天然の安定剤といわれる精油。深い落ち着きと安心を与える。関節炎の痛みの緩和にも。

・ジンジャー　根の精油。身体を温め、血流を巡らせる。冷えからくる胃腸の不調にも。

・ティートリー　アボリジニの万能薬。免疫系を刺激し、抵抗力を高める。抗菌作用。困難を乗り越える力を付加。

♒【水瓶座】

3区分：不動宮　エレメント：風
支配星：天王星・土星
身体部位：足首、ふくらはぎ、くるぶし、下肢、静脈、心臓の弁、角膜、網膜

水瓶座は人と人のつながりを広げ、そこから未来をつくり上げていくサインです。どんな人

に対しても肩書や出生・性別などを気にせず、相手自身の個性や本質に着目し、そのうえで関わり合いながら関係を広げていきます。一つ前の山羊が現在の社会を中心に活動するのに対して、その外側のグローバルで客観的な視点を持ち、未来的な観点から情報発信などをしていくため、場合によっては社会のあり方を是正し、改革を促す活動にも関わりやすいかもしれません。他者とはほどよく距離をとりつつも、友愛的な精神から息の長い関わり合いを持とうとするので、友人も多く、分野の壁を越えた広い人脈を持つといわれています。どんな人とも同じ距離感で関わろうとしますが、恋人や家族も同じように扱うため、かえってそっけなく思われてしまいがちでしょう。

〈キーワード〉

クールな、波を嫌う、友達が多い、人づき合いが好きだけど一人も好き、単独行動、エキセントリックな、上下なし・みな平等、タメ口、誰でも対応一緒、多くの人とつながりたい、未来的な、人と違う、個性的な、独自的、自立した個人として人とつき合う

★水瓶座の精油

・ネロリ　不動宮に特有の強い神経緊張や自律神経の不調を緩和。動悸など循環器系の不調にも。頭の使いすぎによる心と身体のバラバラ感にもよい。

・ユーカリ 呼吸器（風のエレメント）と支配星の土星に関連。呼吸を整え、意識の閉塞を緩和する。

・ライム 支配星の天王星に関連。気の巡りを高め、意識の切り替えを促す。

♓【魚座】

3区分：柔軟宮　エレメント：水
支配星：海王星・木星
身体部位：脚、足の先、リンパ系、免疫系全般

魚座は幅広い共感力を持ち、どんな人に対しても優しく振る舞い、その心の傷を癒やそうとします。12サインという成長サイクルの一番最後として、物事の本質に目を向け、人の心の中にある処理しきれない感情や想いに着目し、共感しながらそれを純化・浄化し、解決に導こうとするでしょう。敏感な感受性はどんな相手に対しても共感していく力でもあり、困った人を見捨てず、手を差し伸べていくのです。支配星である海王星の影響もあり、目に見えない霊的な事柄や夢などにも関わりやすいでしょう。さらに行動の動機の根本が、自分のためではなく多くの人のためである場合が多々あるため、パーソナリティとして理解されづらく、「不思議ちゃん」などといわれがちかもしれません。しかし多くの人の幸せを願う姿勢から、結果的に思いがけない未来や幸運を引き寄せてくることにもつながっているのです。

〈キーワード〉

心優しい、柔軟な、決められない、包容力のある、芯の強い、献身的な、人に尽くす、人のために動く、自分よりも相手、見知らぬ相手に同情、共感力高い、癒やし系な、なごみ系な、不思議系な

★魚座の精油

- **ジャスミン**　抗うつ、強壮作用。身体と魂を融合させ、生きる喜びにアクセスさせる。
- **ミルラ**　古代エジプトでは死者の魂を慰めるべくミイラ作りに利用された。魂の純粋性を意識させる。
- **パルマローザ**　リンパの流れを促進し、むくみなどの解消に。抗真菌作用をもち、水虫などにもよい。
- **ローズウッド**　免疫を高め、病後の回復を促す。霊的な癒やし効果が高い精油とされる。

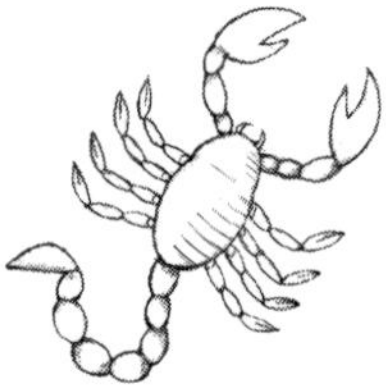

第5章

ハウスとは何か

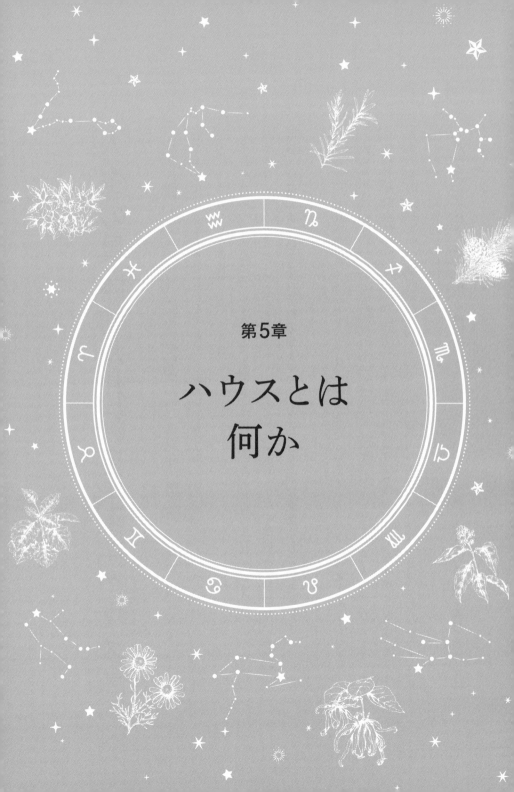

人生の具体的な状況を示す「ハウス」

ハウスは、生まれた日時、生まれた場所での、東の地平線を基準にして、12にエリア分けされたものです。それぞれに対して起点となる東の地平線（アセンダント・ＡＳＣ）から反時計回りに１～12ハウスが配置されています。

それぞれのハウスには特定のテーマが関連づけられ、たとえばひと言で表すと、２ハウスはお金、３ハウスはコミュニケーション、４ハウスは家庭……など**その人が持っている傾向や環境・状況にまつわるそれぞれのテーマが、カテゴリー別に配置されている**のです。

12のサインも似たようなテーマがそれぞれ配されていますが、ハウスは地上の、自分の生まれた場所など、個人に照らし合わせたものを基準に決められています。その人その人における、金銭感覚や対人傾向などをみることができます。つまり、太陽の通り道を基準にしたサインは、天上のもの、抽象的で雰囲気に近いものですが、個人の生まれた場所を基準にしたハウスは地上のもの、具体的で実際の状況などをみるものといえるでしょう。

ハウスをそれぞれに仕切る境界線をカスプといいます。時計回り側の境界線がそれぞれ

のハウスのカスプとしてみていきますが、特に**1ハウスのカスプをアセンダント（ASC）、その対向にある7ハウスのカスプをディセンダント（DSC）、10ハウスのカスプをMC（メディウム・コエリの略）、4ハウスのカスプをIC（イムーム・コエリの略）**として特別に扱います。

天体は、それぞれのハウスのテーマに結びつけられた活動を主に行っていきます。たとえば、水星（知性・工夫する力）がお金や才能のハウスである2ハウスに入っていれば、ものを書いたり、話をしたりする才能があり、それをもとにお金を稼ぐ……と読めますし、水星が趣味や遊びに関わる5ハウスに入っていれば、好きなことに対する情報収集が得意だとか、知性を使うような趣味を持つ……などと読んでいきます。

医療占星術でも、ハウスはサインのように特定の身体部位とひもづけられています。そして、それぞれのハウスに関連する精油は、こうした身体部位への働きをもつものが多く割り当てられています。それぞれのハウスの場面に関連した活動を促進したり、負担を軽減するような心の働きをサポートするものも多いでしょう。

ハウスの解説と精油

ここでは、それぞれのハウスの働きと、ハウスの精油を説明します。精油は特にそのハウスとの結びつきにまつわる部分のワンポイント解説をしました。

【1ハウス】

（アセンダント　ASC）
身体部位：頭、顔、目、鼻、基本的な体質
もともと持っているエネルギー

1ハウスは素の自分が現れてくるところです。

その人らしさが素直に出てくる場ですが、一方で、自然すぎて自分ではわかりにくいといわれるポイントです。特に1ハウスの入り口のカスプ部分をアセンダント（ASC）といいますが、このアセンダントが何座にあるかによって、その人の素の部分がどんな状態かをみることができます。

自然に出てくる行動は、自分ではわかりにくい一方で、他者から見るとよくわかるポイントでもあるため、その人の「第一印象」を示すともいわれています。1ハウスに入る天体はあまり意識せずに使える天体であり、他者から見たイメージにも組み込まれています。

1ハウスに金星がある場合、物事を楽しんだり、おしゃれをするなど、自分では自然にできるあたりまえのこととなります。他者から見るとおしゃれな人、楽しい人として見られることになるでしょう。

★対応する精油

・フランキンセンス　深い呼吸を促して心を鎮め、自分らしさや自分の中にある軸を回復させる。

・ライム　頭の中をリフレッシュし、思考をクリアにする。

・タイム　新陳代謝を促し、疲労感を軽減。意欲を向上する。

【2ハウス】

身体部位：喉、首、口

2ハウスはその人の持ち物、資質・才能、お金などに関わるハウスです。

自分自身の一番の持ち物である身体にまつわる要素がここに関わり、身体に根づいた才能や資質、身体を維持し、安全に守るための物事などもこのハウスがらみのものになります。身体を維持する食事、身を守る衣類やその他の持ち物などが関連しますが、それらを買うためのお金も重要なテーマです。お金の使い方やお金の稼ぎ方などをみていくことができ、このハウスに入っている天体をもともと持っている資質として活用し、お金を稼ぐことも多いでしょう。

★対応する精油

- **ベンゾイン**　地に足の着いた安心感を引き出し、充足感で満たす。
- **マンダリン**　ストレスからくる食欲不振や消化器への不調に。安心をもたらし、消化促進する。
- **パチュリー**　心と身体の結びつきを強めて心を落ち着かせつつ、意欲を回復させる。

【3ハウス】

身体部位：神経、腕、肩、手、呼吸器、記憶

3ハウスはコミュニケーションの傾向や基礎的な学び・初等教育・兄弟姉妹を表す場所です。外部の環境に適応するやり方に関係していて、自分の力を対外的に示す基本的な技能やそのための知識、ノウハウの習得などがこのテーマの根本にあります。生きるためのツール（読み書き計算など）と、それを得る学びなどにも関わるため、初等教育と関連があるとされています。

★対応する精油

・レモン　頭脳を明晰にし、リフレッシュ。加温作用から脳に血流を促し、思考をクリアにする。

・プチグレン　高ぶった神経を鎮めて整える、安眠へ導く。

・マートル　呼吸器の不調に。刺激が少なく、子どもや高齢者にも利用できる。

【4ハウス】（イムーム・コエリ　IC）

身体部位：胸部、横隔膜

4ハウスは家や家庭を示すハウスです。

その入り口であるカスプはIC（イムーム・コエリ）とも呼ばれ、その人が最初に心理的なつながりを持つ集団としての家族が関連します。精神的なつながりは結果的に心のよりどころとなるので、その人の心理的な土台を示す重要なポイントでもあります。その人がどんな場や集団に安心や居心地のよさを感じやすいかなどは、4ハウスをみるとよいでしょう。

西洋占星術が培われた西欧世界では、父親が家の基本方針を打ち出していたため、父親というテーマにも関係している場とされています。

★対応する精油

・ベチバー
根の精油で落ち着いた香りが安定感をもたらす。

・サンダルウッド
呼吸を深くし、心身を落ち着かせる。瞑想にもよい。

・ミルラ
感情面の混乱を整え、地に足の着いた感覚を引き出す。

【5ハウス】

身体部位：背中上部、心臓、子宮（出産や妊娠）

5ハウスは生きる喜びと情動の盛り上がりに関連する場所です。

子どものように率直に喜びや楽しさ、気持ちの盛り上がりを表していくことにも関わるため、遊びや恋愛、個人で行う趣味などにもまつわるハウスとされます。ただ恋愛に関しては、実際の恋愛状況というよりも、自分の理想の恋愛像や盛り上がれるシチュエーションなど、自分自身が求める恋愛の形が出てくるようです。

★対応する精油

・メイチャン　強壮作用・免疫賦活作用があり、弱っているときに身体を力づけ、気力を高める。

・ペパーミント　思考をクリアにしつつ、呼吸を楽にし、気持ちを軽くする。

・ローズ　子宮を強壮し、ホルモンバランスを整える。ハートを開き、愛と喜びで満たす。

【6ハウス】

身体部位：病気のハウス（健康のハウス）、栄養の吸収、小腸

6ハウスは仕事や職場、健康に関連するハウスです。

その次の7ハウス以降が他者・社会などの環境に関連し、本格的に外界と関わっていくことになるため、社会と関わる際に自分自身のできること・社会適応のためのやり方などが仕事という形で表れてきます。

外的な環境との関わりは心身に少なからず負担をかけますが、その負担が溜まった場合、病気として出てくるため、それを調整する場として健康というテーマも関わっているのです。医療占星術やセラピー的な占星術の活用においても、非常に重要なハウスとなります。

★対応する精油

・ラベンダー　ストレスからくる消化器系の不調、不眠などに。

・ジュニパー　体液の循環を促し、老廃物や余分な水分などを排出。

・パルマローザ　ウイルス性の胃腸炎に。ストレスがおなかに来るときにも。

【7ハウス】（ディセンダント　DSC）

身体部位：腎臓、腰

7ハウスは対人関係やパートナー、敵対する人を表すハウスです。ちょうど対向にある1ハウスが「私」を表す場だとすると、その正面にいるのは「あなた」ということ。そして私のまわりにいる多くの「あなた」が対人関係ということになります。7ハウスのカスプはディセンダント（DSC）と呼ばれ、位置的にアセンダントのちょうど反対側に当たります。アセンダントとディセンダントは対向するサイン同士の関係でできますが、ちょうど反対側同士のサインは凸凹のように足りないところを補い合う関係を持ちます。

つまり「私」の足りないところを「あなた」が持ち、「あなた」足りないところを「私」が持つなど相補関係があるとされるため、パートナーという意味合いが出てきます。ただ、お互いが相補的と気づくまでは、まるで自分の不足を指摘されるように感じるため、敵対する人というテーマが出てくるのでしょう。

★対応する精油

・プチグレン　対人的なストレスに。心を落ち着かせつつ、不安を取り除く。

・ゼラニウム　肌の水分バランスを整える。副腎の働きを高め、ストレスに対して耐性を高める。

・ペパーミント　思考をクリアにし、コミュニケーションを活性させる。

【8ハウス】

身体部位：大腸、生殖器、膀胱、肛門、さまざまなものの排泄、深層心理、心的な圧力

8ハウスは特に関わりの深い人物・集団・組織、深層心理などに関わるハウスです。

7ハウスの次に当たり、「あなた」の持ち物やお金に関わる場でもあります。相手や集団の状況に合わせて振る舞う必要があり、そのため昔から「死」（個人の欲求を抑えるという意味で）に関連するハウスとされています。相手の都合を優先していくたいへんさはありますが、その見返りがある場でもあり、相手に尽くしたためお金をもらえる、集団（たとえば会社）の指示どおりに動いたため給料をもらえる、誠意を尽くして介護をしたため遺産をもらえるなども、このハウスに関連した働きなのです。

★対応する精油

・サイプレス　女性ホルモンを整え、ＰＭＳなどによるイライラを緩和。
・イランイラン　ホルモンのバランスを整え、性的な機能回復にも。
・パイン　刺激作用により意識をはっきりさせ、集中力を高める。

【9ハウス】

身体部位：臀部、大腿筋、大腿骨、移動において大きな動きに関わる部位

9ハウスは高等教育、教養、海外、出版などと関わり、自分自身をよりよいものにしていこうとする意志にまつわるハウスです。

意識の拡大や成長にまつわる場で、自分自身をグレードアップし、広い視野を持たせることで、精神の成長を促す場といえます。大学で勉強したり、海外を見聞したりすることで、豊かな教養と広い視野を得ることができますし、それにより自分自身を高め、精神性を磨くことも可能でしょう。

対向の3ハウスは具体的なノウハウを示すのに対して、9ハウスは抽象的で大枠の方針や意義を示すものです。しかし、3ハウスだけでは実践的な知識があっても全体的な意味をもたないものになりますし、9ハウスだけでは大きな方針は示せても、実際性に欠けることになってしまいます。双方があって人の成長というものがあるのでしょう。

★対応する精油

・ファー　呼吸器系を整えて心身をリフレッシュし、不安や閉塞感を緩和する。
・グレープフルーツ　体液を循環させ、老廃物の排出を促す。肥満対策にも。
・ラヴィンサラ　筋肉痛に。不安や緊張から解放し、広い視野をもたらす。

【10ハウス】（メディウム・コエリ　MC）

身体部位：膝、関節、骨格系、皮膚

10ハウスは社会を表す場で、どんな形で社会参加していくかが現れてくるハウスです。

10ハウスのカスプはMC（メディウム・コエリ）といい、生まれた瞬間での太陽の通り道の一番高い所（南中）ですから、このポイントには人生における社会の頂点が現れてきます。社会でどんな活動をしていきたいかが出てくるので、その人の肩書や社会活動における看板のようなものもみられるでしょう。

対向にある4ハウスは家庭や家族で、相補的な関係があります。家で心を癒やして、社会で働き、社会で働くこと（活動）が、家庭を豊かにするからです。4ハウスに父親という意味があるのに対して、10ハウスは母親というテーマももっています。家族の中で母親は、子どもの目からみて家庭生活の営みに実質的に貢献している人物に映ります。その母親から認められ、褒められることは、社会における承認に等しいため、大人になっても社会に認められようと努力することと関係しています。

★対応する精油

・シダーウッド　心を整えつつ、脳に刺激を与え、集中力を促す。
・ティートリー　呼吸器や皮膚の感染症に素早く働きかける。
・ミルラ　皮膚の保護、傷の治りを早くする。

【11ハウス】

身体部位：足首、ふくらはぎ、血液循環、静脈

11ハウスは未来への理想や同じ志を持つ同志・友人にまつわる場です。

一つ手前にある10ハウスという社会の場のその先という意味から、未来が関係します。先々に何をしていきたいか、将来への姿勢などが表れてくる場所といえます。それなりに社会で活動していると、同じような志を持つ人達が集まります。これが同志であり、友人ということです。とはいえ大げさなものではなく、たとえば同じようなことに興味を持つ人など、幅広い人脈ができる場所としても読むことができます。

社会的立場とは違う人脈や人の縁から行う活動という意味で、ボランティアや政党活動が関係していたり、場所や所属に関わらないつながりということで、インターネットなどにも関連しています。

★対応する精油

・プチグレン　循環器系に。鎮静作用とともに、不安やストレスからくる動悸などに。

・ゼラニウム　血液の循環を促し、身体全体のバランスを整える。

・グレープフルーツ　体液循環を促し、余分な水分や老廃物の排出を促す。

【12ハウス】

身体部位：脚、免疫系、リンパ系、心的な要素、ノイローゼなど心の病気、ストレスからくる病気

12ハウスは隠れたものや目に見えないつながり、見えない敵などにまつわります。一番最後ということで、1から11までのハウスに収まりきれない事柄がすべてここにまとめられます。目に見えないという場ということで、占いなどの霊的なものも関わりやすいのですが、ネットやマスコミなどの不特定多数とのつながりなども、相手の正体が見えないということでここに分類されます。1ハウスの一つ手前で、自分には見えない自身の心や、精神的なストレスも関わりますが、反対側にある6ハウスが身体にまつわるストレス＝病気という場ですので、相補的な関係といえます。セラピーなどでも重要なポイントといえるでしょう。

★対応する精油

・マジョラム　血行を促進し、冷えやむくみの緩和に。肩こり、筋肉痛にも。

・クラリセージ　不安やストレスから、精神面の混乱があるときに。

・サンダルウッド　深い呼吸を導き、ストレスなどからくる混乱やパニックを緩和する。

第6章

「癒やし」でみる ホロスコープ診断

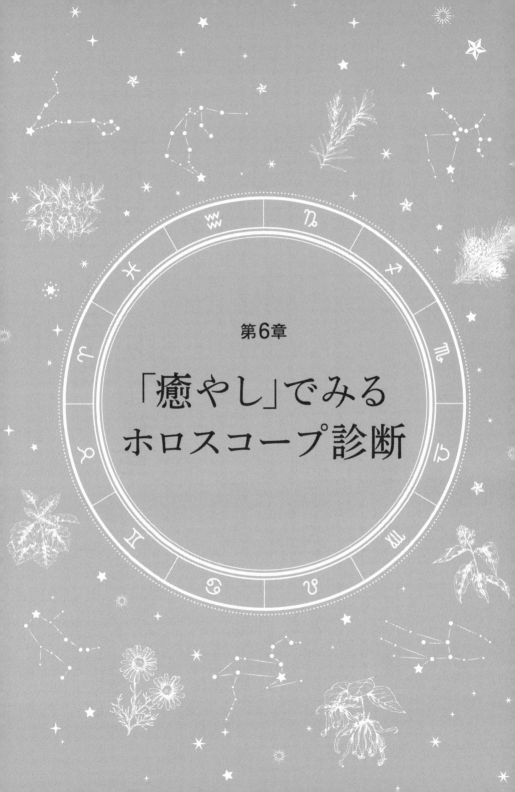

ホロスコープとホリスティックな視点

ホリスティックとは何でしょうか？

今ではいろいろなところで見聞きすることが多いかもしれません。ホリスティックは、もともとは生物学の分野で、部分的に分析したときには見られないが、全体に宿る性質として認識されていました。それに影響された南アフリカの哲学者ヤン・スマッツが著書「Holism and Evolution（ホーリズムと進化）」（１９２６）の中で提唱した言葉です。

「ホリスティック」は、ギリシャ語の「ホロス（holos）」（全体、総和）に由来しています。同じくHolosを語源とした言葉では、whole（全部・完全な）、salūs（健康：ラテン語）、health（健康）、heal（癒やす）などがあります。現在では、ホリスティック医学やホリスティック教育などのほかに、経済学の分野や政策・社会・精神・言語体系などさまざまな領域で適用されている考え方となっているものです。

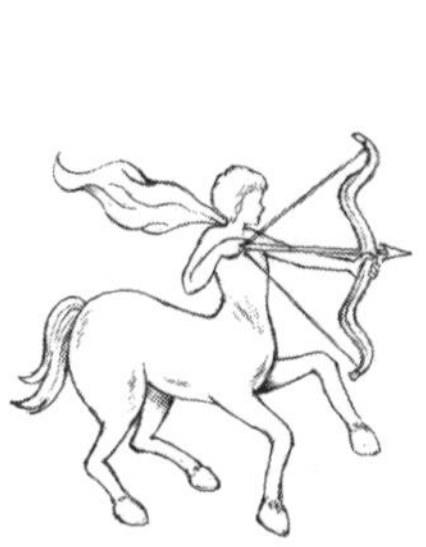

人が物事をみるときに自分の見やすい視点から分析したり、それらを理解しようとしますが、

どうしても視点が偏りがちです。たとえば、健康ということであれば、検査結果の数値や病状などに注目しやすく、本人の気持ちや環境などにあまり目を向けられなかったり、教育ということならば、成績や学歴が重視されがちで、子どもの精神的な発達や創造性などについては二の次になりやすかったりするかもしれません。

どんな人であれ、物事を全体的にみることは難しいものなのですが、ホロスコープはそのシステムの中に全体性を持っています。たとえば、12のサインは、生まれてから魂に還元されるまでの人の成長や、変遷になぞられるものでもあるのですが、それと同時にさまざまな人の側面も表しています。

占星術では10個の天体がどのサインに入っているかをみることで、その人の傾向をみていくことになりますが、天体の入っていないサインは「なし」になったり、サインの要素を持っていない……というわけではありません。12のハウスのどこか領域に入っていれば、そのハウスを通じてサインのテーマが発揮されるので、その人の人生の中のどこかにそのサインの働きが表れてきます。

その中には潜在的なもの、顕在的なもの、社会的な要素や個人的な要素など、肉体や感情、魂などそれらすべてを包括したものをシステム的に備えています。視点を変えれば、人の存在そのものが全体性を備えていると考えることができるでしょう。そうした点では、占星術はホリスティックな視点をもつテクニックといえます。

「癒やし」とは何か

〈1〉小惑星カイロンから

西洋占星術では基本的に10個の天体を中心にホロスコープをみていきますが、実際の天体には、惑星などのほかに小惑星といわれる規模の小さな天体もあります。西洋占星術でもこうした小惑星を副次的に扱っていきますが、その中にカイロンという天体があります。

カイロン（Chiron：キロン、キローンともいう）はギリシャ神話のケンタウルス族の賢者ケイローンにちなみ、名前をつけられた小惑星で、土星と天王星の間を50年周期の楕円軌道を描きながらまわっています。ケイローンは半人半馬で、アポロンから医学や音楽を学んだり、アルテミスから狩りの技を学んだり、さらにその癒やしの技をアスクレピオスに授けたりしたといわれています。

神の血を引くケイローンは、あるとき、ヘラクレスとケンタウルス族のいさかいに巻き込まれ、流れてきた毒矢に当たりました。神の血を引くことから不死であったため、毒に苦しみな

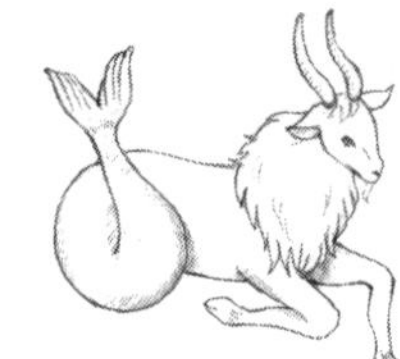

がらも死ぬことができず、最後には不死の力を他の神に譲り、死を選んだのです。

このことからカイロンという天体について「傷ついた癒やし手」「心の傷」という意味づけがなされました。カイロンは1977年に発見されましたが、その年に体外受精がイギリスで初めて行われたこともあり「高度医療」に関連するともみなされています。

まとめてみると「心の傷」や「癒やし」「医療」といったテーマが浮き彫りになりますが、これについてもう少し踏み込んでその構造をみてみることにしましょう。


カイロンの軌道は土星の軌道をかすりつつ、天王星の軌道近くを通る形で、まるで土星と天王星の間を行き来するようにも見えます。古典的な占星術では、土星までの天体しか扱われなかったのですが、近代に入って天体観測技術や計算技能が向上したことにより、天王星やそれ以降の天体も見つかり、そしてそれらの天体は現代占星術において基本セットとして扱われるようになりました。

ある意味、土星と天王星は古い時代と新しい時代の境い目、目に見えるものとそうでないものの境い目といえるかもしれません。その間を行き来する軌道を取るカイロンは、いわば新しい時代と古い時代の架け橋であり、それらをつなぐものともいえるでしょう。

体外受精にまつわる高度医療に関しても、ただ単にそれまでの医療の限界を超えるものというよりも、子どもを授かることを願う人の救いになっているとも読めます。さらにカイロン自身も半人半馬、半分神でもあったことから、総じてカイロンの示す「癒やし」というテーマには「仲介するもの」「間を埋めるもの」という働きが根本にあるように思われます。

〈2〉癒やしとは

さてその一方で、「癒やし」というテーマにもうすこし意識を向けてみます。「癒やす」ということについて、肉体的なつらさが緩和されたり、精神的、あるいは感情面におけるつらさや苦しみが取り除かれ、安らかな心持ちに至るといったイメージが思い当たりやすいでしょう。現代に生きる人々は常にストレスにさらされ、癒やしを求める傾向があるとされますが、それゆえに「癒やし系」という言葉や、ヒーリンググッズ、ツールなどが巷に氾濫しているようにも見受けられます。

「癒やし」という言葉がwhole（全体）に関連するということを前述しましたが、そこから考えてみると、癒やしとは、その人自身の欠けた部分を補い、全体性を回復させることといえるかもしれません。しかし何かが欠けているのはわかっても、何が欠けているのかはわかりにくいものです。こうしたことを踏まえて考察すると、「癒やし」とは、印象として何か欠けたものや苦痛とするものがあり、それを埋めたり、取り除いたりするという認識があるようです。
しかし意味もわからず、何かを埋めたり、取り除いたりすることはできないでしょう。足りないもの、苦痛を発しているものにアプローチし、それを丁寧に確認する必要があります。小惑星カイロンが示す、癒やしにまつわる「仲介者」「間を埋めるもの」というテーマは、欠けたものや苦痛への架け橋となり、そこにアプローチするスタンスとみることもできるかもしれません。そしてそれらを異物としてではなく、自分の一部として理解し、納得し、それらが示すものを受け止められるよう、橋渡しをすることが癒やしという過程なのです。

西洋占星術では全体性というところからアプローチをしていきます。そしてその一方で、天体やサイン、天体同士の関係が示すどんな事柄が苦痛となっているのか、不足を感じさせるのかを、細やかにみていくことができます。癒やしが必要なポイントを全体性の中でとらえ、天体やサインが示す象徴が橋渡し役となり、理解を促すことで癒やしの過程を進めていくことのできる技法ともいえるでしょう。

着目すべきポイント

ホロスコープがその人の全体像を示す地図だとすれば、やはり全体的な視点、部分的な視点などさまざまな視点を持ってみる必要があります。ここでは癒やしについて、どんなことに着目しながらホロスコープを読むとよいか、説明していきます。

〈1〉全体像をみる

・天体の配置

ホロスコープの全体を眺めてみましょう。

上に集まっている、左右で引きあっている、全体に散らばっているなど、さまざまなところに星が配置されていると思います。こうした配置をハウスの視点からみていきます。

ハウスの下半分（1〜6ハウス）は自分のプライベートテーマに関連し、上半分（7〜12ハウス）は公的な部分に関連しています。どちらに多めに星が配置されているのかをみることで、プライベートを優先するか、公的な活動やあり方を優先するかがわかります。

ハウスの左半分（1〜3ハウス、10〜12ハウス）のエリアは「自分」を中心に活動するハウスで、ハウスの右半分（4〜9ハウス）のエリアは「相手」を活動の中心としているハウス。

左右のどちらに偏っているのかをみることで、「自分」のあり方を優先するか、「相手」への対応を優先するかがわかるはずです。

こうした配置に関して、特に集まっているエリアをみることで、その人にとって重要であると意識しているところや、生きるうえで重視していることが明らかになります。まんべんなく配置されていれば、さまざまなことに意識を向けていることがわかりますし、特定の場所にかたまっているようなら特定のテーマに意識を集中し、その他のことについてはあまり気にしない傾向がわかるでしょう。どのようなパターンであっても、その人の物事に対する認識や意識傾向を大枠でとらえることができます。

・3区分4元素

サインのところでもお話ししましたが、3区分は動き方、4元素は元素別に着目しやすいテーマが表れてきます。

〈2〉月をみる

月は「スポンジ」のような天体です。年齢域は0〜7歳ですが、その時期に周囲の印象を吸収して、感情のあり方や、その場その場のリアクションの仕方を無意識に取り込んでいきます。特に近くにいる人物、家族や、とりわけ母親の態度からそうした振る舞いを取り込むので、月がその人の母親の状態を示すともいわれます。

そうして取り込んだものが、個人の性格や感情傾向、何か起こったときの基本的なリアクションのパターンとして現れてきます。月のあるサインのエレメントごとに着目するテーマは違ってきますから、同じ環境で育った兄弟でも、たとえば月が土のサインの子どもなら親の現実的な行動に着目してそれを真似しますし、月が水のサインの子どもなら親の感情的な動きに着目して、それに共感します。飲み物をこぼすなどの場面で、月が土サインの子どもであれば、布巾を持ってきてきれいにしようとしますが、水サインの子どもであれば、怒られるかもしれないと思い涙を流す……という具合に、リアクションが変わってくるわけです。

医療占星術で月は、身体や肉体に関わる天体であるとされています。

ただ、0〜7歳の頃は衣食住を整え、肉体が健康に維持されるように気を配るのは、親です。

親との生活の中で安全な居場所をつくってもらい、その中で日常生活のサイクルや基本的な衣食住の整え方などを、あたかも常識のように無意識に取り込んでいきます。

ただし、日常の状態は各家庭で全く違います。朝食で、炊き立てのご飯とみそ汁、多彩なおかずが食卓に並ぶ家もあれば、ちょっとしたパンと飲物とフルーツで済ませる家、場合によっては親が遅くまで寝ていて子ども自身が適当に菓子パンを食べる……などもあるようです。

しかしそのパターンも子どもにとって無意識に刷り込まれた日常であり、あたりまえの光景といえます。年齢が進んでから、友達の家に泊まったり、同棲や結婚したときに自分の「あたりまえ」と相手の「あたりまえ」が違うことに気づくことも多いでしょう。

このような「あたりまえ」の日常の積み重ねは、生活習慣と呼ぶこともできます。生活習慣は、意識せず何を食べるか、日常的にどう行動するかの積み重ねで、結果的にその人の肉体や精神を形成していくわけです。


月はその人にとってのリラックスの形を示す天体です。もともと幼少期に安全に過ごしていたときの習慣が反映されるものですから、それに近い場では安心し、自分らしく過ごせます。リラックスというとイメージ的ですが、生理学的には筋肉をゆるめることに関連した言葉です。

人の身体は安心できる場でないと、筋肉をゆるめることができません。身体のどこかが緊張していると、眠りに入れなかったり、休息をとれなかったりし、身体に負担をかけることになります。安心な感覚を得てリラックスするということは、身体にとって重要な意味を持っています。セラピーなどではセラピストとクライアントの間にこうした感覚が形成されないと、身体はもちろん、心理的なケアがうまく作用しないことも多いでしょう。セラピストがクライアントの月の状態を理解（サインやハウス、関連するアスペクトなど）することは、非常に重要であると、心に留めておいてください。

月が双子座のクライアントなら、リラックスするとおしゃべりが増えてきます。一見落ち着かないように見えるため、セラピーに対して不満足であるかのように見えますが、そうではないことをこうした観点から理解してください。

月のサインやハウスにまつわるシチュエーションではリラックスしやすくなります。クライアントの月のサインの精油をセッションルームに漂わせておくと、「安心できる場」として認識されやすく、緊張感も解かれ、施術が効果的に作用する一助になるでしょう。

月は身体を安全に守る働きを内蔵している天体でもあり、それを脅かすものから自身を遠ざける働きもあります。特に脳の中央下部の左右にある扁桃体は、比較的そうした働きと関連づけられます。味覚や嗅覚などといった感覚を通じ、自分にとって取り入れられるもの、安心できるものであるかどうかを瞬間的に判別する器官です。アロマセラピーなどで精油の香りが快適か、不快かは、ここで振り分けられます。扁桃体で不快と振り分けられたものは、アドレナリンやノルアドレナリンが分泌され、交感神経が優位になり、心拍数が上がり、筋肉への血液量が増大してそこから逃げるよう促します（近年は不動状態にも陥る説あり）。

身体を脅かす危険のあるものを遠ざける働きは、身体を守るための働きです。不安や恐怖などは一見、落ち着きがなく、心もとない情動でもあるのですが、こちらも月に関連した身体を守るための重要な働きに関わります。不安や恐怖と安心は月というテーマをとおして、表裏一体のものであるといえるかもしれません。

〈月の状態の読み方〉

月の状態を読む際には、どのサインにあるのか、どこのハウスに座するのかをまずみます。それにより、どんな内面傾向か、どんな場でリラックスできるのかなどがわかります。身体を休めるのに適した環境や状態でなかったり、休みが十分に取れなかったりするときに、月のサインやハウスに関連する身体部位に不調が出やすいでしょう。そうした部位に不調が表れている場合は、月に負担がかかっているというシグナルとしてみることができます。

月がどんな天体とアスペクトしているかによって、天体の性質が月に加味され、性格面などに影響が表れます。

[月のサイン]

サイン	説明
牡羊座	元気で行動的。直観力があり、それによって行動。思いついたらすぐに実行したい。物事がうまく進まないとイライラしやすい傾向も。
牡牛座	ゆっくりじっくりマイペース。落ち着きのある人格だが、こだわりたいことに対しては積極的。美味しいものを食べたり、よい音楽を聞いたりするなど、五感を満たすとリラックスできる。
双子座	好奇心旺盛でフットワーク軽快。まわりの状況に合わせて感情を出す。くるくる動きまわって落ち着かない一面も。
蟹座	心優しく、涙もろいが仲間や身内のためならば、積極的に行動できる。信頼している人に対してのみ気持ちを明らかにする。
獅子座	自分のやりたい事柄に対して、積極的に情熱を傾ける。その反面、物事がうまく進まないと深く落ち込む傾向も。
乙女座	あまり感情は出さないがナイーブで、繊細。細かいことが気になって、落ち着かない場合も。
天秤座	どんな人にも丁寧に関わり、相手のあり方を尊重できる。そのため人が周囲に集まりやすく、人気運を持つ。まわりの意見に左右されやすい傾向も。
蠍座	我慢強く、自分の感情はあまり出さないが、我慢の限界が来たときは爆発することも。我慢を溜め過ぎないことが大切。
射手座	おおらかでリラックスしたムードがあるが、悩みがあっても表に出さない。「ノー」と言えず、本人も気づかぬうちにストレスを溜める場合も。
山羊座	真面目で誠実。大人びていて、自分の感情は隠す傾向。ストレスが溜まっているときは身体に出やすい。伝統に関連するものに囲まれているとリラックス。
水瓶座	知的で感情の上下は少なめ。ひょうひょうとしている。やや変人と言われることも。どんな人ともフラットにつき合えるので、友人は多い。
魚座	気持ちがこまやかで共感力が高く、自分のことよりもむしろ他人の感情に同調する。自然に触れるような時間を持つと、内面が安定していく。

[月のハウス]

ハウス	説明
1ハウス	素直で感情が表出しやすい。受動的だが物事には敏感に反応する。共感力が高い。
2ハウス	女性や子どもへの共感力を才能として持ち、そうした仕事で収入を得る傾向。衣食住を整えると安心。
3ハウス	動きまわったり、対話をすることで快適さを感じ、安心を得る。生活の知恵などに興味が強い。
4ハウス	家など安心できる場をつくることへの意欲が高い。母親の影響を強く受ける傾向。
5ハウス	ワクワクする活動の中で快適に過ごせる。不安なときほど、気持ちの高まりにつながる何かを求める。
6ハウス	体調の関係で幼少期から節度を持って過ごす傾向。適度な仕事が心の安定につながる。
7ハウス	他者に常に意識を向け、同調する傾向。他人の影響は受けやすいが感情表出が素直で人気者に。
8ハウス	特定の人物へ深く共感し、相手に尽くす中で安心を得る。何かにハマることで心を整える。
9ハウス	読書などで心の中で遠くへ旅をすることで安らぎを得る。学校や学びの場へよくなじむ。海外居住経験。
10ハウス	幼少期から立場をわきまえて行動。立場中心で安寧できる場が少ない傾向。女性・子どもにまつわる仕事。
11ハウス	友人や同志などの中で安心して素を出せる。ボランティアやサークル活動でいきいきとできる。
12ハウス	感受性が強いため、一人になれる時間を必要とする。自然の中で過ごすと気持ちも安定。

[月と天体のアスペクト]

		ソフトアスペクト	ハードアスペクト
水星	☿	気持ちを言葉で伝えることが上手　ちょっとした工夫がうまい	気持ちと発言がうらはら 神経が過敏気味
金星	♀	物事を楽しめる性質 センスがいい　おしゃれ	楽しみにハマりすぎる傾向
太陽	☉	仕事と日常のバランスをうまくとれる　明るい性格	日常と仕事のバランスをとるのが難しい
火星	♂	行動的な傾向 集中力が高い	突発的な行動傾向 物事に集中しすぎる
木星	♃	優しい　受容的な傾向 向上心も高い	優しいが他者を甘やかしてしまう傾向も
土星	♄	真面目で実直 ルールに従う傾向	真面目だがルール意識に苦しむことも
天王星	♅	自立している 冴えたアイデアを持つ	急に一人になりたくなる傾向
海王星	♆	目に見えないものに対して 敏感に反応 柔らかい雰囲気	目に見えないものに振り回される
冥王星	♇	忍耐強さ 内面に覚悟を持っている	忍耐強いが限界を超えると感情が振り切れる

★月にまつわる精油

月の精油や月のサイン、ハウスに関連した精油は、その人自身の内面を安定させ、地に足の着いた感覚を引き出してくれます。特に、不安を感じたり、居場所のなさなどを感じたりするとき、恐怖感が心の中で大きくなりすぎてしまっているようなときによいでしょう。月に関連した身体部位（サイン・ハウスの身体部位）に不調が出ている場合、月に負担がかかっている証でもありますので、月を癒やすために、月や月のサインやハウスなどの精油を使うことをおすすめします。

実際にどのようにポイントを読むのか、サンプルを見ながらみていきましょう（137ページ）。

サンプルのチャートの月は、山羊座で5ハウスに入っています。基本的には真面目で物事をきちんと進めるタイプです。5ハウスにあることから、何か伝統やルールのある趣味を楽しんだり、そうした活動をしてリラックスできたりするようです。

さらに1ハウスにある乙女座 金星とよい角度をとっていることから、ディテールの細やかなものを楽しんだり、そうしたことを気遣えるセンスなどもあるでしょう。

サンプルでは月は山羊座 5ハウスですので、月の精油であるカモミールローマンやクラリセージ、山羊座の精油であるティートリーやベチバー、5ハウスの精油であるメイチャンやペパーミントなどを組み合わせると心落ち着くようなブレンドができるでしょう。

乙女座の金星と調和的な配置を取るため、金星の精油であるゼラニウムやローズなどを加えると、何かを楽しめそうな心地よさとともにリラックスできそうです。

〈3〉アセンダント

アセンダントは1ハウスの入り口のカスプ部分のことです。

アセンダントは生まれた瞬間における東の地平線に当たる部分で、その人の雰囲気や性質を表すポイントの一つとなっています。自分では実感しにくいポイントですが、他者から見るとその状態がよく表れていることが多いため、第一印象といわれる場所となっています。

実際にアセンダントは何かをするときに、あまり意識せず、ナチュラルにその行動をとってしまいます。行動傾向という点では、その人の性質・性格の一部といってもよいかもしれません。どんな傾向が出るかは、アセンダントのサインにより示されます。

1ハウスに入る天体によって、その人の性質の中に天体の要素が加わっていきます。アセン

[サンプルチャート]

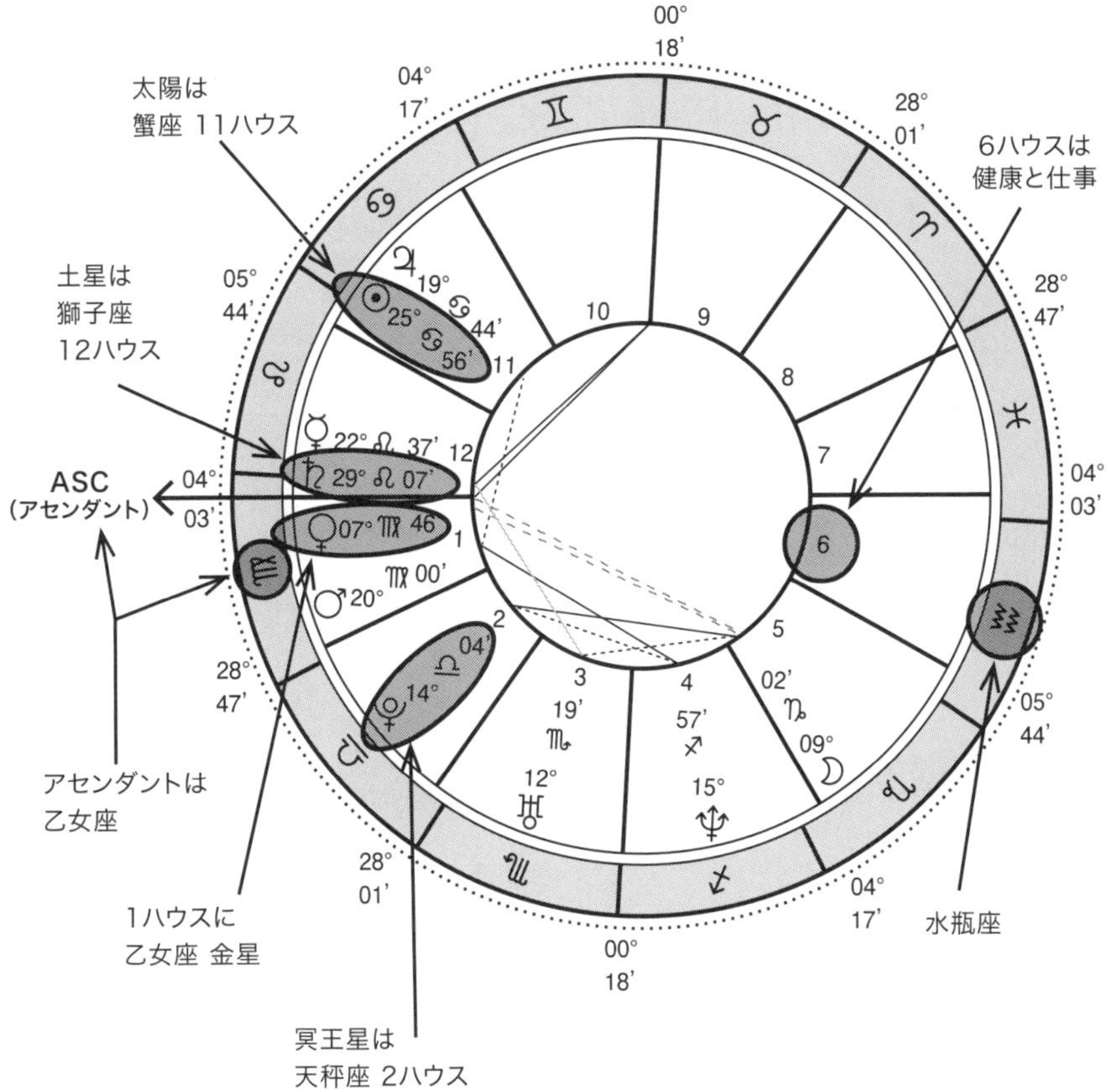

Yさん
1978年7月19日 午前7時50分
東京都生まれ

ダントの示すテーマは自分らしさですから、自然体でその天体を活用しますが、その一方で天体が働いている実感はあまりないでしょう。

医療占星術でもアセンダントはその人の基本的な気質に関わります。特にアセンダントのサインに関わる身体部位は、若い時期に不調があったり、自分らしく活動できない状況に置かれたとき、そのストレスの反応としての身体からのシグナルポイントにもなっています。

★アセンダントに関する精油

アセンダントのサインに関わる精油は、その人らしさを引き出してくれます。特に仕事や対人関係などでストレスを感じていたり、相手に合わせすぎて疲れているようなときに、自分に立ち返ることができるよう、サポートしてくれるものです。

また、その人自身が何かするとき、特に最初の一歩を踏み出しにくいと感じるようなときに、あと押しをしてくれるものとなるでしょう。

【サンプルチャート（137ページ）のアセンダント】

サンプルのアセンダントをみてみましょう。

サンプルのアセンダントは乙女座です。実務的で控えめな傾向とともに、物事を丁寧に進めていく傾向が見られるでしょう。１ハウスに乙女座 金星が入っているので、繊細で品のある

［アセンダント　自然な行動傾向］

サイン	行動傾向
牡羊座	直感に従って即行動できる。考えるよりもまず先に行動することも。
牡牛座	ゆっくりじっくりマイペースで進める。五感により感覚的に判断してから行動へ。
双子座	情報を素早く読み取り、それを確認してから物事を進める。 知りたいことは率先して自分が動いて確認していく。
蟹座	安心できる場であるか、共感できる相手が周囲にいるかを確認してから、そこを足掛かりに動く。
獅子座	自分のやりたい事柄に対して、能動的に取り組んでいく。 一歩も引かない覚悟で取り組むことも。
乙女座	状況を分析し、適切な行動を判断して物事を進める。 細やかに物事をみていく傾向。
天秤座	相手から情報を引き出し、バランスを考慮して最適な行動を打ち出そうとする。
蠍座	本質に着目し、自分にとって重要な事柄を中心に置き、それを意識して粘り強く進める。
射手座	ざっくり全体像をとらえ、自分の成長にプラスになることを中心に物事を進めていく。
山羊座	物事の構造を正確にとらえ、現状として一番必要な行動を適切に打ち出していく。
水瓶座	情報や他者の意見などを総合的に判断し、冷静に物事を進めていく。協力者とともに実行することも。
魚座	周囲の雰囲気や心の動きを敏感に読み取り、まわりの進め方に同調しながら物事を進めていく。

美しさやセンスも持ち合わせているようです。

医療占星術的に乙女座は消化器系や免疫系に関連するので、おなかが痛くなったり、下痢をしたり、風邪をひくなどといった状態が、自分らしさを発揮できない兆候として表れてきやすいでしょう。

精油の選択としては、乙女座の精油であるラベンダー、フェンネル、クラリセージなどはその人らしさを引き出し、自分のペースで物事を進められるようアシストしたり、やる気の出ないときに現実的な要素に目を向けさせ、自然な一歩を踏み出させてくれるはずです。

〈4〉太陽をみる

太陽はその人にとって、人生の目的であり、目的に応じた活動や活動を示す方向が表れてくるものです。テーマ自体はサインやハウス、アスペクトなどを参照することで明らかにすることはできますが、それをやるかどうかは自分次第というところもあります。

アセンダントや月、水星、金星は、個人天体（29ページ）の中でも天体の特性を日常的に利用することで、自動的にスイッチが入っていくものですが、太陽以降、火星、木星、土星、トランスサタニアンなどの場合は、積極的に使っていくことで発揮することができる天体といえます。

もう少し大まかにいうと、月やアセンダントは意識しなくとも動いていくものですが、ホロスコープの中心である太陽は、自分なりにテーマを見つけ、自分自身でつくり上げていくものなのです。そのため、太陽のテーマに関連した活動に関して、自動的にできるという認識よりも、他人や仕事のためにそうした立場やありようを一生懸命に自分でつくっているという感覚が近いかもしれません。

しかしまわりの人からすると自然にできている、性格的な要素のように見えてしまうものでもあります。それにより太陽は「公的な自分」といわれるのです。たとえば、太陽が天秤座であれば、本人は人の話を聞く姿勢をつくったり、他者の意見にすぐにリアクションせねば……と努力したりする感覚を持ちますが、他者からすると話しやすい人、リアクションの早い人という見方をするということです。

太陽は能動的にそのテーマに関わり、公に向かって積極的に打ち出していく中で鍛えられていきます。しかし、必ずしもそれが自動的に、運命的に降り注いでくるものではありません。まずは見出すところから始まり、見つけ出したとしても、それが自分の生きるうえでのメインテーマになるのかもはっきりせず、暗中模索のような中で鍛えていくことになるでしょう。
あてのないものにエネルギーを注いでいるようにも感じられますが、太陽のテーマに関わると、不思議と大きな充実感や手ごたえを覚えるといわれています。この小さな手ごたえの積み重ねが、人生のテーマとする道を歩んでいるという、確信につながるのかもしれません。

その一方で、太陽を使っていない場合、人生の中で何か欠けたものがあるように感じやすいといわれます。仕事が評価されたり、社会的によいとされる職業についていたり、よい収入を得ていたりなど、社会的によしとされる状態であったとしても、何か満足できない、充実感がないといった感覚がある場合、太陽を使っているかどうか、ホロスコープに照らし合わせてチェックしてみる必要があるでしょう。癒やすということを考えたときに、心や身体だけではなく、魂が求めるその人の人生を歩んでいるかどうかも、全体性を発揮して生きているかをみるためのポイントとなるのです。

★太陽に関する精油

こうした場合、太陽の精油や太陽のあるサインやハウスの精油を組み合わせて使うことによって、自分の人生テーマにフォーカスしやすくなります。人生の方向性を再確認したり、現状の仕事などに対して、太陽のテーマに関連した要素を組み込むなどの意識も立ち上がってくるでしょう。

太陽に対して土星やトランスサタニアンなどの天体がアスペクトしていると、自分の中で、太陽活動のクオリティについて非常に高いものを求めるため、そのハードルの高さからそれを避けるということもあります。このような場合、土星や天王星・海王星・冥王星などに関連した精油をプラスするのもおすすめです。それにより、天体の影響を取り込みやすくなり、ハードルの高い目標に対しても、丁寧に乗り越えていくためのステップが実践しやすくなるでしょう。

【サンプルチャート（137ページ）の太陽】

サンプルの太陽は蟹座 11ハウスにあります。未来や将来にまつわる活動を、気心のあった人たちと心を通わせながら進めていくことを望みます。蟹座の木星が近くにあるため、自分の活動が社会をよりよいものにする意識を持ち、それを公的な場で広く展開していくでしょう。さらに1ハウスにある乙女座の火星とのよいアスペクトにより、こうした活動をきちんと段取りを取りつつ、細やかに進められる推進力も持っていることがうかがわれます。

太陽の力をより高めたり、その人らしい人生を歩むサポートとなるブレンドをつくるには、太陽の精油であるローズマリーやパチュリー、蟹座の精油であるカモミールローマンやマンダリン、11ハウスの精油であるプチグレンやゼラニウムなどを、香りの好き嫌いやバランスなどを考慮して、ブレンドするとよいでしょう。また推進力を高めるために、よい角度を取る火星の精油（パイン、ブラックペッパー）を加えるのもおすすめです。

〈5〉土星をみる

土星はその人にとっての大人の姿を現す天体、完成図を示す天体といわれています。その人にとって、土星のあるサインやハウスに関連した活動を実行できることが、大人の指標となります。

土星が示す大人の姿と現在の自分と比較したときに、どうしても完ぺきではない、完成にはほど遠い自分の姿を自覚することになるので、自分の至らなさや劣等感、コンプレックスなどを抱えやすいといえるでしょう。

完成からはまだ遠い自分を受け入れ、そのうえで自分の求める大人の姿を目指して努力することで、人として成長していくといってよいかもしれません。苦手意識と向き合うことはなかなかつらいことでもあるのですが、そのつらさを抱え、繰り返し、積み重ねながら、一歩一歩自分の目指す大人の姿に近づいていきます。

ただそうした間であっても、重圧感を覚えやすい天体であり、実際、それなりに大人として成長・成熟したあとでも、土星的な振る舞いがきちんとできているかどうかに対するプレッシャーはあるものです。特に若いうちは、土星にまつわるプレッシャーを強く受けがちでしょう。それは目指す姿とのギャップが若いうちのほうが大きいからでもあります。ほどよい圧を感じながらも、成長していく……という程度であればよいのですが、過剰にプレッシャーを感じ、不安や重圧に押しつぶされそうになるような場合は、すでに心に対して過大なストレスとなっており、対応する必要が出てくるでしょう。

土星や土星のあるサイン、ハウスに関連した精油を使って、土星の示す大人イメージにまつわる圧力を軽減することもできます。しかしそれ以上に、自分自身が土星のテーマと向き合い、前向きに取り組み、そのテーマを過剰に意識しすぎていないか、自身を見つめなおすことも重要です。

ちょうど対向にあるサインのテーマは解決のヒントにもなっています。

たとえばエレメントごとにみていくと、火のサイン（牡羊座・獅子座・射手座）は自分のことは自分でやること、自分らしく生きることが大人の姿だと思っています。そのため何でも自分で解決しないとならないと思っている節があり、人一倍プレッシャーを感じやすいかもしれません。

この場合、ちょうど反対側の風のエレメントの要素をヒントとしてみることができます。実際に自分の状況や状態を客観的にみてもらうことが、重圧緩和の糸口になります。自分ではちゃんとできていないと苦心していても、自分の状況をみて意見をもらうことで、本当にできていないのかなどの判断ももらい、改めて自分の現状を確認することができるでしょう。

土星が土のサイン（牡牛座・乙女座・山羊座）の場合、具体的に目に見える成果を上げ、結果を残すことが大人であると認識しています。結果を出せればよいのですが、そうでない場合は心圧がぐっと上がることになります。

これに対して対向の水のサイン的な要素を持ち込む……たとえば、まわりの人に自分のやり方について感じていること・思っていることを言ってもらうのもよいかもしれません。きつめの感想もあるでしょうが、満足している・楽しかったなどの反応をもらうと、自分のやっていることは間違いではなかったと、確認できるかもしれません。

風のサイン（双子座・天秤座・水瓶座）の場合は、客観性を持って判断したり、人とそつなく関われる自分であろうとしたりしますが、完全に客観視することの難しさや、情報など探せば探すほど果てしなく広がるものでもあります。そのため、自分の知識不足や対人力の低さを重く考えやすいでしょう。

それに対して、火のサイン的な個人の意思を見直すことで、プレッシャーに歯止めがかかるはず。何のために情報を調べるのか、客観性を持つ必要があるのかを自分に問いかけてみるのもよいでしょう。自分の熱量の限度を確認することで、知ることのできる領域に限界があることを認めることも大切です。

水のサイン（蟹座・蠍座・魚座）は、他人に対する配慮がきちんとできていない自分を責めてしまう傾向があります。しかし土のサイン的な視点から、自分の身体は一つしかなく、できることも個人の技能の範囲であることを自覚することで、際限のない自責の気持ちに歯止めをかけることができるはずです。

このように、土星にまつわる精油を使うだけではなく、クライアントの土星の状態に対して観察し、解決の糸口となる提案を助言することも大切でしょう。

さらに土星は医療占星術において、不調部位を示すともいわれています。

この不調部位とは土星のあるサイン・ハウスにまつわる身体部位に不調が出やすいということです。さまざまな解釈がありますが、土星にまつわるプレッシャーがストレスとなり、その身体部位に影響として出てくるという考え方が多いかもしれません。

逆に考えると、土星のサイン・ハウスがらみの身体部位に不調が表れているときは、土星が強く働きすぎ、心圧がかかっているということでもありますので、土星の精油や土星のサイン、ハウスにまつわる精油を使って心を整え、それらに対応できるような強さやエネルギーを得るのもよいでしょう。

★土星の精油

土星や土星のサイン・ハウスに関した精油は、鎮静させる作用をもつものが多いかもしれません。土星の示す大人意識に対して過剰なプレッシャーがある場合、心を落ち着かせ、心圧の原因を丁寧に見直すよう促すことで、過剰な内圧を軽減してくれるでしょう。土星にまつわる活動を前向きに行っているときに、丁寧にそれを積み重ねられるようサポートしてくれる働きもあります。

【サンプルチャート（137ページ）の土星】

サンプルでは、土星は獅子座で12ハウスにあります。12ハウスは目に見えない要素やネットなどでのつながり、不特定多数の人とのつながりとも関連のある場です。ここに土星がある場合は、獅子座であることも考慮すると、ネットや不特定多数の人との関わりにおいて、自分らしさやオリジナリティを出すことの難しさを感じやすいといえます。目に見えないあやしい事柄に疑いの目を持ちながらも、それに付随した主張の強い人に、いつの間にか振り回されやすい傾向もあるようです。

獅子座の身体部位は心臓や循環器系、背中の上部が関連し、12ハウスは脚やリンパ系、免疫系に関わることから、循環器の問題、背中の痛みや足の痛み、ひんぱんに風邪をひくなどある場合、土星にまつわるプレッシャーが原因となっているサインとしてみてください。

土星に関する心圧を軽減するために、土星の精油であるサイプレスやシダーウッド、獅子座のフランキンセンスやイランイラン、12ハウスのマジョラムやクラリセージを適宜ブレンドし、ネットを使ったり、不特定多数の人を相手にする場面で使用するとよいでしょう。

〈6〉冥王星をみる

冥王星は、生と死にまつわる天体です。つまりここから先は死の世界と本人に無意識に思わせるものであり、生と死の境界線にも関わります。その人の中の「死」や「死に際」のイメージもこれに関わるものです。

しかし普段は明確に意識したり、能動的に使ったりする天体ではありません。意識の深いところにある分、無意識に人の気持ちや行動にそれらに対する恐れや思い込みのようなものが表れてきやすいのです。そのため理由もわからない形で、何かをしなければいけない、何かをしてはいけないといった切迫感だけが心の奥底にあり、なぜかそれに従って行動してしまうことも多いようです。

冥王星に関わるサインやハウスは、こうした呪いのような思い込みや切迫感が、一体どのような形のものであるのかを明らかにしてくれます。冥王星は一つのサインを移動するのに12～20年くらいかかるため、ある意味、一つの世代を形成しています。そして、世代的な傾向や集団意識のようなものが出るとされています。

たとえば、1971年～1983年生まれのほとんどは、冥王星が天秤座にあります。冥王星天秤座を持つ世代は、パートナーシップや対人関係における切迫感がある世代ともいえます。たとえば、他者から認識されない人間は生きていないも同然……という思考が心の奥底にあり、対人関係や結婚・パートナーシップに関して大きな思い入れを持ちやすいといえます。結婚しなければならない、夫婦は平等でなければならないといった感覚を深層に持ちやすく、そうでない状況に陥ったときに心圧も上がるでしょう。

その一方で、対人関係的なトラブルがあったとしても、「この程度の問題で死ぬわけはない」と対人面における強靭《きょうじん》な忍耐強さを発揮することも多いようです。

[冥王星のサイン]

サイン	行動傾向
牡羊座	自分の意欲のままに生きることや新しいことに関わる環境にいることを重視。死ぬかもしれない危機的状況において力を発揮する。自分の意欲のままに生きることにこだわり、時には無謀な行動に出ることも。
牡牛座	お金や物・身を守ることができる安全な場所・衣食住に強いこだわりを持つ。衣食住に対する不安を感じられるときに強い力を発揮。
双子座	自由に動ける環境、何かとつながっている（人間関係・ネットなど）情報を得られる環境を必須のものとして求める。常に情報に目を配り、自分が生き残る術を考える。
蟹座	心を通わせる親しい人たち・家族・居場所に対して強いこだわりを持つ。安心できる人たちと離れるような状況で大きな力を発揮。家族を大切に思うあまり過保護になる傾向も。
獅子座	自分らしく生きることが難しかったり、人生の喜びがない状態に対して絶望を感じたりすることを、死と同等に感じる。自分らしく生きようと、強く自己主張しすぎることも。
乙女座	細やかに物事を管理する・自分自身を完ぺきにする・人に迷惑をかけないあり方を実行できないと絶望的に感じたり、死と同等に感じたりする。きちんとやることに重点を置きすぎて、気が休まらない。
天秤座	自分と同等でお互いに協調できる相手や対人関係を強く求める。孤独を感じるような状況は避けたい。周囲の人を大切にしすぎて、自分のことをあとまわしにする。
蠍座	深くつき合える人物や集団・深く研究するテーマを強く求める傾向。重要な人・大切な人は徹底的に大事にするが、それ以外はどうでもよい態度をとる。
射手座	自分自身の成長・本を読んだり学んだりする環境・自由にこだわりを持つ。自由に動きまわれなかったり、自己成長の機会が得られない状況はきつい。自分を縛るものから極力逃げようとする。
山羊座	自分を取り巻く社会や安全を保障するような枠組みを重要視する。社会貢献に対して意欲的。ルールを順守する意欲が強く、そこから外れることができない場合も。
水瓶座	未来への希望や地域を越えて多くの人と関わる場を強く求める傾向。狭い世界のルールに息苦しさを覚えがち。公平さを求め、偏りのある状況を徹底的に改善していく。
魚座	誰もが心穏やかに暮らしていける世界を強く求める。困難な状況の人が周りにいるときに力強く能力を発揮する。真剣に人を助けようと全力を尽くすが、自分のことはあとまわしになることも。

切迫感を感じるものに対しては、全力で関わるため、カリスマ的な力を発揮することもあるのですが、そうでないものについては全く関与しない傾向もあるため、その人の中にある極端さとしてもみることができます。

冥王星に関して、自覚が難しい分意識化して、よりよいつき合い方を模索していくのも難しいのですが、占星術的な側面から明らかにしていくことによって、少しずつ意識を向け、自分の中のこだわりや圧迫感がどういったものかをひもとくこともできるでしょう。

★冥王星に関する精油

冥王星の精油や、冥王星のサインやハウスに関する精油は、こうした心の奥底にある、死にまつわるような切迫感が一体どういったものかを意識させ、それに振り回されすぎずによい形（たとえば、忍耐力や徹底的に何かを行うパワー）で、発揮できるようにサポートしてくれるはずです。

【サンプルチャート（137ページ）の冥王星】

サンプルの冥王星は天秤座　2ハウスです。パートナーシップに関わる天秤座とお金や才能にまつわる2ハウスですから、対人面における高い忍耐力があったり、センスのよいものを身のまわりに置くことにこだわったり、パートナーシップを維持するためにお金が必要であると感じていたり、お金を公平に使わなければならない切迫感などが読み取れるでしょう。

冥王星に関わる切迫感や極端さを自覚させたり、そうした活動への忍耐力やパワーを高めるために、冥王星にまつわるブレンドを利用するとよいかもしれません。冥王星の精油であるサイプレスやシダーウッド、天秤座のゼラニウムやラヴィンサラ、2ハウスのベンゾインやマンダリンなどを適宜選択してアロマブレンドをつくることで、お金や対人関係にまつわるトラブルや心圧を緩和してくれるでしょう。

〈7〉6ハウスと12ハウスをみる

通常の西洋占星術において、6ハウスは健康と仕事の場とされていますが、医療占星術でも6ハウスは病気のハウスとされています。これはその次の7ハウスから12ハウスまでが公的な部分や外界と関連し、1ハウスから6ハウスまでが私的な領域に関連していることから、6ハウスは外的環境と自分自身との接点であり、外の世界に自分を合わせるための調整の場でもあるということが関連しています。外界と自分のあり方にずれがなければ、スムーズに外と関わっていけますが、そうではない場合はそのゆがみはストレスという形をとり、それが続くと身体に対して病気という形で発散させることになるのです。

6ハウスでは外界とのゆがみが物質としての身体に表れてきますが、一方でその対向にある、目に見えない事柄を示す12ハウスでは、目に見えない形……つまり精神面への影響として表れてくるといわれています。

もともと1ハウスと12ハウスの境い目も自分自身と外的環境の境い目でもありますから、そうした境目での調整の結果ともいえるのです。ただ、近年は精神的な不調に関してはほとんど脳内の神経伝達物質の問題とされているため、考えようによってはそれも身体への反応の一つではあるのですが、具体的な痛みや体調の悪さという形ではなく、心の状態として表れてくるため、目に見えないものに関連した12ハウスがこのテーマを扱うことになるのでしょう。

6ハウスに関しては、6ハウスのカスプのサインが何座であるかによって、そのサインに関連した身体部位に環境適応に難がある場合のシグナルが出やすいようです。7ハウスとの調整ということで対人関係のストレスを調整するために6ハウスに関連する身体部位に不調が現れる場合も多々見られます。

★6ハウス・12ハウスに関連する精油

6ハウスや12ハウスの精油やそれらのカスプのサインに関する精油を使うことで、外界（対人）との摩擦によるストレスを緩和したり、精神的なストレスを軽減してくれるでしょう。ただし、実際に病気としてなにがしかの症状が出ている場合は、必ず病院で受診してください。

【サンプルチャート（137ページ）の6ハウス・12ハウス】

サンプルの6ハウスのカスプは水瓶座、12ハウスのカスプは獅子座です。

対人面や対外的な関わりにおいてストレスがあるとき、水瓶座の身体部位である、静脈、循環器、足首などに不調が表れやすく、脚のだるさやむくみ、足首のねんざや痛みなどが出る場合は負担がかかっていることを意識しましょう。

12ハウス側の獅子座は背中上部循環器に関わるため、背中の痛みや高血圧や不整脈などは精神的なストレスの表れとしてみてください。12ハウスには水星と土星が入っているため、水星に関わる身体部位である神経系や呼吸器系の不調、土星に関わる身体部位である骨や爪、髪に何らかのトラブルがある場合、精神的な圧迫感を感じている可能性があります。

精油としては、水瓶座のネロリ、ユーカリ、ライムが対外的なストレスの緩和に役立ってくれます。精神面のストレスには12ハウス側のカスプである獅子座の精油、フランキンセンス、イランイラン、オレンジ、メリッサなどがおすすめです。単品で使用するのもよいですが、複数をブレンドして使用するのもよいでしょう。

※出生時間がわからない場合

出生時間がわからない場合は、アセンダントが確定できないため、ハウスを使用してリーディングすることはできません。天体とサインの関係やアスペクトなどを中心にホロスコープを読んでいきましょう。

便宜的に出生時間を12時（正午）に設定してください。月は1日に12度動きますが、その日になったばかりの0時で設定すると、実際の月がそのポイントから12度先の度数までの間にあることになり、誤差として12度考慮する必要が出てきます。12時（正午）でホロスコープを作成すると、計算で出てきた月の位置の前後6度以内に、実際の月が存在することになるので、誤差は6度になり、より誤差の少ないホロスコープを出力することができます。ハウスの計算方法については「ソーラーサインシステム」もしくは「ソーラーシステム」で設定してください。ソーラーサインシステムは太陽があるサインの0度をアセンダントとし、ソーラーシステムは太陽の位置をアセンダントとする手法です。便宜的に太陽のある位置を利用してハウスを決定するということです。

総合的にホロスコープを読む（実例）

総合的にホロスコープを読む際、前記の項目を一つ一つ確認していきながら、全体を読んでいきます。このとき、天体が集まっているサインやハウスがある場合、そのサインやハウスに関連したテーマに対して特に意識する傾向が強く、場合によってはそれがストレスになっている可能性もあります。

たとえば、８ハウスに天体が集まりすぎている場合、自分にとって重要な人に尽くしたり、相手の期待に応えようとするために、多大なエネルギーを使いますが、それによって相手の反応を気に病みすぎたり、相手にとらわれているような閉塞感を感じたりすることなどもあるでしょう。

ホロスコープに描かれた要素をすべて読み尽くすことはかなり難しいのですが、前述のポイントと、ホロスコープ全体の配置なども意識することで、多くの要素を読み取ることができるはずです。

ここでは１５８ページのホロスコープリーディングサンプルを用いながら、ホロスコープを読み込む手順を確認していきましょう。

【ホロスコープリーディングサンプル】

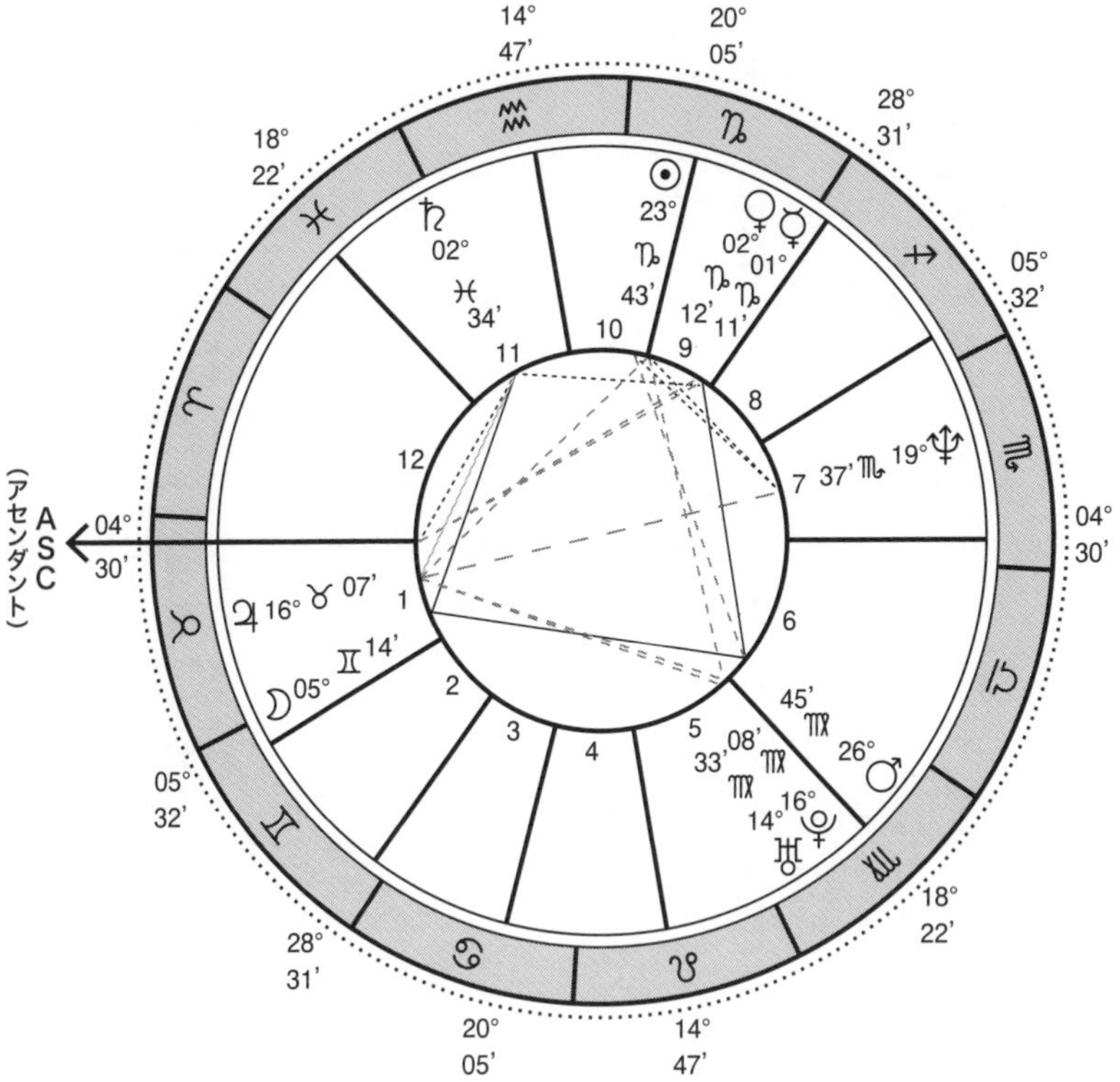

Sさん
1965年1月14日 午前11時30分
仙台生まれ

●月の状態

月は双子座にあります。好奇心が旺盛で、気になることがあれば即座に調べたり、行動に移すなどフットワークのよさがあります。1ハウスとして読んだ場合、その性質がそのまま振る舞いとして出ますが、2ハウスで読むと、食や身体にまつわる情報を積極的に探し、気持ちを満たすことがわかります。

2ハウスにある天体は才能やお金の稼ぎ方などを示すこともあるため、女性や子どもに対する共感力が高く、そうした人たちへ情報提供することでお金を得ることなども考えられます。

この月に対して、魚座 11ハウスにある土星がスクエアの配置をとっています。月と土星のスクエアは、月への影響でもなかなか厳しい部類に入るものです（37・134ページ）。双子座にまつわる情報性や知性に対して、魚座という目に見えないものや不特定多数の人たちの心境を考慮することを求めるため、あれこれ考えすぎて混乱しやすい傾向が浮き彫りになります。

2ハウスの月が示す身体の安全性に対して、未来的な要素を確実に認識して対策を練るように要請する11ハウスの土星……という配置です。これらをサイン的な要素も含めてまとめると、目の前の情報を得て、いっときの安心や安全に満足するのではなく、先々に起こりうるありとあらゆる要素、人のつながりについての心情なども含めてすべて考慮していくことも同時に求められる……と読むことができます。

未来に起こりうる出来事への準備不足や、対人面でのちょっとした心の動きなどを見落とすと、叱られたり、トラブルに巻き込まれたりした経験が、幼少期からあったかもしれません。

★月に対する精油のブレンド

まずは双子座にまつわるペパーミント、2ハウスということでマンダリン、さらに土星とアスペクトしているため、土星にまつわるユーカリを用いて、土星の過剰な働きを整え、月が受け止められるような形に意識化できるようにします。

●アセンダント

アセンダントは牡牛座です。自分の感覚に照らし合わせながら物事を進めていきますが、基本マイペースです。自分の心や体に無理がなく、また周囲の物質的な状況もきちんと確実に確認できたときに、自分にゴーサインを出す傾向もあるでしょう。医療占星術的に牡牛座はのどや首、下あごなどと関連をもつため、のどや首の痛みやあごの調子が悪いなどがある場合、自分らしさを発揮できない環境・状況に置かれているという可能性が高いでしょう。

アセンダントに対する精油の選択としては、牡牛座の精油である、パチュリーがおすすめとなります。外側のものに振り回されず、内的な感覚を重視するようフォローするので、自分のペースを取り戻すことができるはずです。

●太陽の状態

太陽は山羊座　10ハウスにあり、６ハウスの乙女座　火星とトラインの配置をもちます。社会活動に対して積極的に、かつ真面目に取り組み、社会の中で頭角を現していきます。仕事や健康に関連する６ハウスの乙女座　火星とのよい関係から、仕事の細やかさや徹底的な集中力などにより、目的を達成していくでしょう。

健康にまつわるテーマにおいても、鋭い着眼点や分析力を活用し、さらにそれが自分なりの地位を築くためのプラスアルファになるようです。集中的に丁寧に働いて、それが自身の社会活動を高めていく……という素晴らしい配置ですが、仕事のし過ぎから体調を崩す可能性も少なくないため、注意が必要かもしれません。

太陽の力を高め、人生を歩みを促進するためのブレンドをつくるには、太陽の精油である、ローズマリーやパチュリー、山羊座の精油であるベチバー、10ハウスの精油であるミルラなどを、ご本人の好き嫌いなども反映させつつ、バランスよくブレンドしていくとよいでしょう。火星にまつわる精油や乙女座のもの、６ハウスのものをブレンドすると、さらに意欲を高め、仕事への活力を引き出すブレンドがつくれます。

●土星の状態

月の項目でもお話ししましたが、サンプルの方の土星は魚座で11ハウス。魚座の土星は不特定多数の人の心情を細やかに拾ったり、目に見えないものまでもきちんと意識して、考慮することを求めています。さらに11ハウスにあるため、友人関係や未来について、微妙な変化を見落とさず、着実に先を予測して物事を進めるよう求めています。

11ハウスの土星の定番である、先々に対する慎重さに加え、魚座的な人の心境など微妙な物事の変化に対して、一滴も漏らさず拾っていくことを要請しています。これは常に未来や対人にアンテナを張り続けるあり方を示しますから、常に不安や緊張がつきまとい、なかなか落ち着けない様子も浮き彫りになってくるでしょう。

土星に関するブレンドとしては、土星の精油であるサイプレスやシダーウッド、魚座のローズウッド、11ハウスのグレープフルーツを適宜ブレンドし、先々に対する不安などが立ち上がってきたときに使用するようにおすすめしていきます。

●冥王星の状態

冥王星は乙女座、5ハウスにあります。6ハウス直前でもありますので、6ハウス要素も読んでいく必要があります。

遊びや趣味的なこと（乙女座なので、繊細で細やかさを要求されるもの、健康にまつわるもの）に対して徹底的に実行する傾向があります。6ハウスとしてとらえていくと、仕事や健康に対しては何が何でもミスがあってはいけない、細かい要素まできちんと調整して、物事を進めていかなければならないという潜在的な恐れのようなものも読み取れます。

人として生きるなら仕事も遊びも全力で！という様子がうかがえますが、6ハウスの冥王星は仕事にハマりすぎて体調を壊す傾向もあるため、注意が必要でしょう。

冥王星に関するブレンドとしては、冥王星にまつわるサイプレスやシダーウッド、乙女座のラベンダー、5ハウスのメイチャン、もしくは6ハウスのジュニパーなどの中からチョイスしてブレンドをつくることで、生きる喜びに直結する遊びや趣味活動を促進したり、仕事へののめりこみすぎを緩和してくれるはずです。

●6ハウス・12ハウス

6ハウスのカスプは乙女座、12ハウスのカスプは魚座です。対人面や対外的なストレスは、乙女座の身体部位である腹部などに不調が表れやすく、下痢や腹痛がある場合、そうしたストレスが身体に表れてきているといえます。6ハウスに火星が入るため、血圧の上昇や原因不明の熱、風邪なども外的環境との不適合と読み取ることができるでしょう。

12ハウス側の魚座は、脚、リンパなどに関わるため、むくみなどの状態は、精神的なストレスの表れとしてとらえてください。

精油ブレンドとしては、乙女座の精油や魚座の精油を適宜使うことをおすすめします。

●特にどこに着目すべきか

まず第一にはクライアントの方の訴えに耳を傾ける必要があります。

このサンプルの方は、最近の地震で不安が増大しているとのこと。いつ起こるかわからない地震に対する不安は、未来への予期的な不安の表れ（土星・11ハウス）として読めるため、月や土星にポイントを置くことが求められます。土星は月にもアスペクトをとりますから、これらを合わせて前述の月にまつわる精油のブレンドを主におすすめすることになります。

もしここで、クライアントの方の訴えが「仕事が忙しすぎるが、手をゆるめられない」ということであれば、太陽や6ハウスの火星が過剰に働いていることの影響としてとらえることができるので、太陽にまつわる精油のブレンドをおすすめすることになるでしょう。

不調の出ている身体部位なども考慮し、ホロスコープのどこに表れているかと照らし合わせ、それにまつわるサイン、ハウスなどの精油をプラスするのも◎です。

第7章

目的別精油の使用法とブレンド

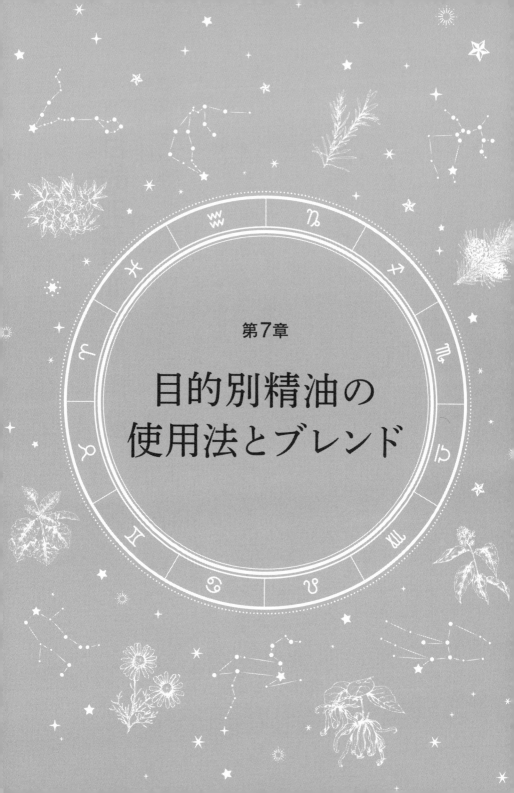

目的別精油の使用法

この章では目的別の、精油の使用方法をご紹介いたします。心の状態について、天体やサインなどとからめてお話したのち、占星術的な対応や関係からどのような精油やブレンドを使うとよいかについて解説していきます。

説明した精油を使うのもよいのですが、ホロスコープを見ながら、心の状態に関係のある天体やサインの状況を星図から確認してみてもよいでしょう。

●落ち込み

落ち込みに関連する要素は二つあります。

一つは土星に関連したテーマです。土星に示される自分の理想とする姿や成熟した大人のイメージに対して、現在の自分と比較したときに自分がそのレベルに達していない場合、うまくできない自分を責め、落ち込んでしまうことも多いかもしれません。この場合は、土星の精油やホロスコープ内で土星のあるサインやハウスの精油を使うことで、自分の中の理想と現状のギャップを冷静に受け止め、理想へ近づく意志へと変換してくれるでしょう。

もう一つは、不動宮（牡牛座・獅子座・蠍座・水瓶座）に太陽・月・アセンダントをもつ場合、こうした落ち込みが起こることが多々あります。不動宮の性質上、物事を進めるときには丁寧に段取りを組み、確実に推進して狙った結果を出していきます。しかし、推進していく途中でそれが中断されたり、思ったような結果が得られなかったときに、うまく進むはずのものがそうならなかった、予定していた結果が得られなかったことにより、大きく落胆することがあります。予定を実現する力が強い一方、それへのこだわりも強いため、うまくことが進まない状況に直面すると、深く落ち込んでしまうのでしょう。

このようなときは、太陽・月・アセンダントのサインのエレメントと同じエレメントをもつ柔軟宮のサインの精油を使うことをおすすめします。たとえば、月が牡牛座であれば、同じ土のサインで柔軟宮の乙女座の精油を使います。

その他、獅子座であれば射手座の精油を、蠍座であれば魚座の精油を、水瓶座であれば魚座の精油を使うということです。エレメント的に調和した柔軟宮の精油は、不動宮のこだわりを和らげ、目的を遂げるための道筋は、必ずしも一つではないことに気づかせ、うまくいかないことへの落胆を緩和してくれるでしょう。

●悲しみ

悲しみは大きな喪失（人との別れやチャンスを失うなど）からくる欠落感を伴った感情です。失ったものの存在が大きければ大きいほど、その穴を埋めることは容易ではありません。長い年月を要することもあり、一度癒やされたかと思った悲しみが、ふと立ち上がって心の中にあふれることもあるのです。

こうした悲しみに対して木星の精油が寄り添ってくれるでしょう。木星は受容性に関連しており、悲しみの原因となった経験を受け入れるよう促しつつ、温かい気持ちで満たし、心を支えてくれます。木星の精油は高揚作用をもつものも多く、気持ちを明るく引き上げてくれるはずです。自分のホロスコープの、木星のサインやハウスに関連した精油を加えることで、本人の心のあり方に沿った形で癒やしの過程が進んでいくでしょう。

愛情問題にまつわる悲しみにはローズやジャスミンなどもよいでしょう。

死別に関わる悲しみに対しては、サイプレスもおすすめです。大切な鹿を失い、悲しみに暮れる少年にまつわるギリシャ神話に由来していますが、サイプレスの精油は心を落ち着かせ、心の揺れを緩和しながら安らいだ気持ちへと導き、悲しみや心のわだかまりを解きほぐしてくれます。

●失望感

先々に希望がない感覚は太陽が関連しています。太陽の働きが落ちていたり、太陽の活動とは別な仕事や生き方を歩んでいるようなとき、人生の目的とするテーマに関して道のりが断たれてしまったと感じられがちかもしれません。このような場合には太陽の働きを強化するために、太陽の精油や、ホロスコープの太陽のサインやハウスの精油を加えることで、目的とする方向性を意識しやすくなるよう導いてくれるでしょう。

木星が先々に対する楽観的な視点をもたらしてくれますので、木星の精油を加えるのもよいでしょう。気持ちを明るくしつつ、未来への展望を開いてくれるはずです。

●不安・心配

心の状態は月に関連しやすいテーマですので、まずは月の精油や月のサイン・ハウスに関連した精油を使うとよいでしょう。特に蟹座、乙女座、魚座の月を持つ方は不安や心配で心に負担をかけやすいといわれます。

さらに不安や心配は考えすぎる傾向も要因となっています。月が知性の天体である水星と、きつい角度を取っていることがあります。月が双子座や乙女座など水星にまつわるサインにも関係しやすいでしょう。こうした場合も、水星の過剰な動きを整えるため、月の精油にプラスして水星の精油を使用します。

柔軟宮（双子座・乙女座・射手座・魚座）に天体が多く集まる配置を持っている場合なども、不安が広がりやすいといわれます。これは柔軟宮の特徴である複数の可能性や選択肢を持つ働きが原因であり、それにより思考が安定せず、さまざまな想念が渦巻いて思考が混乱やすいためです。関連する柔軟宮のサインの精油をブレンドすることで、それぞれのサインにある天体の混乱が落ち着き、過剰な不安も静まるはずです。

不動宮（牡牛座・獅子座・蠍座・水瓶座）に天体が集まっている場合に感じる不安は、心理的な圧迫を伴う不安感です。時間感覚の長さが特徴的なグループなので、先々に対する不安なども起こりやすいのです。計画・実行したことが最後までうまく進むか、エネルギーを注いできたものが成就するかなど、未来がわからない中で確実なものをつかもうとする姿勢が、かえって不安を呼び寄せることになる場合があります。

このようなとき、不動宮の精油の精油を使うことで、それまで積み重ねてきたものや継続してきた事柄を確認させ、すでに安定した土台をつくり上げてきたことを実感させながら、不安を緩和します。心的圧迫感が強い場合は、「プレッシャー（172ページ）」の項目も参考にしてください。

●気が散る

柔軟宮（双子座・乙女座・射手座・魚座）に天体が多く集まる配置を持っている場合、さまざまな想念が駆け巡りやすく、気が散りやすい傾向が見られます。

本来、柔軟宮は複数のことを同時にこなせるようなマルチタスクさが特徴ですが、それが悪く働くと、たとえば時間がなく、仕事に集中しなければならないタイミングでＳＮＳが気になってしまったり、調べものをしている最中にちょっと思いついたことを検索して時間を取られてしまうことなどもあるでしょう。

この場合は、柔軟宮の中でも現状把握力に定評のある乙女座の精油を使うことをおすすめします。乙女座に天体がなくとも使用することは可能です。乙女座の精油を使うことで、現実的な観点から今意識を向けるべき事柄に着目させ、気持ちの分散を収束させてくれるはずです。

●神経過敏

神経は医療占星術のカテゴリーで水星に関連したテーマです。出生のホロスコープの水星が海王星や天王星とアスペクトをしていたり、水星が魚座や水瓶座などに入っていたりする場合、水星が何かの天体とスクエアのアスペクトを取っている場合など、神経過敏という形で表れることがあります。

ある意味、水星という情報アンテナが敏感に反応している状態ですが、これを緩和するために水星の精油と、自身の水星があるサインの精油を使います。水星の働きが正常化し、落ち着いていくでしょう。ただし神経過敏が精神に及ぶように感じる場合は、医療機関にかかることをおすすめします。

●プレッシャー

プレッシャーは土星という天体に関連しやすい心理状態です。

土星にまつわるプレッシャーは、自分の中の完璧を求める気持ちからやってきます。土星のサインやハウスから読み取れる、こうすれば人として完璧で完成されたものであるという事柄と、今現在の自分とを比較し、その完成されたあり方に全く手が届いていない自分に対してプレッシャーとして感じられるのです。

たとえ人から圧力をかけられているように思えていたとしても、それを内面でプレッシャーとして受け止めるかどうかはその人次第でもあるため、圧力として感じる原因はその人の中に内在しているともいえるでしょう。

土星に関するプレッシャーに対しては、土星の精油とその土星が入るサインやハウスの精油をブレンドすることをおすすめします。それにより自身の内側にある完成されたイメージに対して、ただ単に遠いものとして認識するのではなく、心を落ち着け、どのようにアプローチし、自分なりの成長につなげられるかをつぶさに読み取り、成長への道を地道に歩むことになるでしょう。プレッシャーそのものを一気に軽減することは難しいかもしれませんが、単なる圧ではなく、自分の目指すべき方向性としてとらえ、心圧も落ち着いてくるでしょう。

●焦り

焦りは推進したい気持ちと、なかなか物事が動かない現状において起こる心の動きです。実際には少し待てば状況が動き出すものであったとしても、今すぐに結果にたどり着きたい気持ちが拍車をかけ、焦りという形で表れてきてしまうのです。

太陽や月やアセンダントが火のサインであったり、活動宮のサイン（牡羊座、蟹座、天秤座、山羊座）であったりする場合、こうした焦りは感じやすいものです。それに対して客観的な視点から自分の焦る様子を観察しましょう。そして、気持ちを整えるために、焦りの原因となりそうなポイントの反対側のサインの精油を使うことをおすすめします。

たとえば、アセンダントが蟹座で焦りが湧き上がるようなことがある場合、その反対側の山羊座の精油を使うことで、客観的に自分を見直すことができます。まわりの状態に意識が向くので、冷静さを取り戻し、まわりの状況を意識しつつ物事を進められるようになるでしょう。

イライラ

イラつきは火星に関連したテーマです。推進力でもある天体ですが、物事がうまく進まない場合、そのエネルギーが行き場を失い、いらだちとして発散されるのです。

この場合、火星に拮抗する働きをもつ金星の精油を使うことをおすすめします。ローズやゼラニウムなどは特におすすめです。小さなことにイライラしてしまうようなときは、気持ちにゆとりをもたせる木星の精油もよいかもしれません。オレンジやグレープフルーツなどのかんきつ類はさらに明るく前向きなエネルギーへと変換してくれます。

火のサイン（牡羊座・獅子座・射手座）もイライラと関係深いでしょう。太陽・月・アセンダントなどが火のサインで、イライラがあるようなときは、そのサインの対向にあるサイン（風のサイン）の精油を使うことをおすすめします。客観性が生まれ、イラついている対象に対して俯瞰的に観察させ、いらだちを鎮めてくれるでしょう。太陽・月・アセンダントが牡羊座の場合は天秤座の精油を、獅子座の場合は水瓶座の精油を、射手座の場合は双子座の精油から選んでください。

●許せない

許せないという気持ちの前にはそれなりに原因となる出来事がありますが、時間とともにその気持ちも薄れていくものです。けれど、許せない気持ちが続くような場合、その原因とは別に、気持ちを持続させる不動宮というサインのグループの働きが関係していることが多々あります。

不動宮（牡牛座・獅子座・蠍座・水瓶座）は特定のテーマにこだわりを持ち、それを長い時間維持・継続できる性質がありますが、傷つけられた思い出やいやな記憶などがある場合、どうしてもそれが長く残ることになります。そしてそのこと自体に傷つけられることにもなりがちでしょう。

こうした場合、その出来事やそれにまつわる相手に対するこだわりを手放し、相手を許すことが最善といわれます。占星術的な観点からこだわりを手放す手法としては、不動宮の次に当たる柔軟宮のグループを活用することが状況を好転させるカギとなるはずです。

ホロスコープ内の太陽・月・アセンダントが不動宮のどれかのサインである場合、そのサインと同じエレメントの柔軟宮のサインの精油を使うことで、こだわりから抜け出すことができます。自然な形で感情を昇華することができるでしょう。これは柔軟宮の特徴である多様な考えや発想、感情の持ち方などを想起させることになり、特定の事柄へのこだわりが薄れていくのです。

たとえば、月が蠍座であれば、同じ水のグループで柔軟宮の魚座の精油を使うことで、次第に相手に対する憤りが薄れ、徐々に気持ちが落ち着いてきます。太陽が獅子座で公然の場で傷つけられた記憶などがあるような場合、同じ火のグループで柔軟宮の射手座の精油を使います。

ただ、長い時間その感情が心を支配していたのであれば、それなりに昇華することにも時間がかかりますので、ある程度継続的に使うようにしましょう。

●怒り

怒りは火星に関連する感情といわれます。他者から差をつけられたり、負けたことを突きつけられたり、理不尽な目にあうなど、怒りを感じるようなシチュエーションはさまざまです。

その根本をよくみてみると、自分がやりたいことをやりたいようにできないとき、またそのような状況に置かれたときに、そのフラストレーションが怒りという形で立ち表れてくるようです。

つまり、火星という自分のやりたいように推進する天体の動きが阻害されたとき、その行き場のないエネルギーが怒りという形をとるということ。ですから、怒りを昇華したり、解消したりするには、火星の精油を使って別の活動へ転換し、そのエネルギーを吐き出させてください。もしくは火星と拮抗する天体である金星の精油を使って内的なバランスを回復させ、怒りを抑えることも可能でしょう。このとき、火星や金星が何座・何ハウスにあるかを確認し、さらにその精油をプラスしてブレンドをつくると、より効果的です。

しかしこのような形でいったん精油で怒りを抑えても、同じような状況に置かれたとき、同じように怒りを感じることにもなります。根本的に解決するためには、その人自身が何に怒りを感じ、その対象とどう向き合うかを、じっくり考える必要があります。

じっくりと考えを深める際に、土星の精油を使いながら熟考すると、冷静に怒りにまつわる状況を顧みることができるでしょう。

●積極性・やる気

積極性に関連するのは火星です。火星の精油を使ったり、プラスして火星のあるサインやハウスの精油を使うことで、内的な意欲を高め、モチベーションを特定の目的に集中させ、実行に移すよう促します。

最初の一歩がなかなか踏み出せない、スイッチが入らないといった場合は、最初のアプローチにまつわるアセンダントのサインに関連した精油を使うことをおすすめします。アセンダントはその人の最初の一歩の踏み出し方を示すポイントです。そのサインの精油を使うことでスタートを促してくれるのです。さらにその後火星の精油を使うことでエンジンの回転数も高まり、推進力も上がっていくでしょう。

●気分高揚

気分を高揚させることに関わる天体は太陽と木星です。太陽や木星の精油をそのまま使うのもよいですが、ホロスコープ内の太陽や木星が何座にあるかを確認したのち、そのサインの精油を加えるとさらによいでしょう。

火のサインの精油も自分自身の気持ちや内面を確認させつつ、気持ちを明るくしてくれるものが多々あります。特に元気を出したいときなどは火のサインの精油の中から、実際に香りをかいで、好ましいと感じられるものを選ぶようにしましょう。

●リラックス

月の項目でもお伝えしましたが、リラックスに一番関連深い天体は月です。安全であること、安心できる場であることが人の心に作用し、心や身体をゆるめることができるのです。

そのため、リラックスを得たい場合は、月の精油とともに、ホロスコープ上の月のサインやハウスの精油をブレンドすると、オリジナルのリラックスブレンドがつくれるでしょう。

木星も緊張をゆるめたり、こだわりから解放し、肩の力を抜いてリラックスすることを促す天体です。特に緊張しやすいときや、何かの想念にとらわれて落ち着かないときに、木星の精油を使用することでほどよく気持ちをゆるめつつ、おおらかさを引き込んでくれるはずです。

●冷静になる

冷静さは土星に関連したテーマです。土星の精油は気持ちを落ち着かせつつ、物事を全体像としてとらえさせ、今何をすることがベターかを意識させてくれるはずです。

土星の精油の多くは樹木の精油であったり、呼吸器に働きかけるものが多いため、呼吸を深く導き、心を整えて冷静さを引き出すでしょう。

特に混乱しやすい場合など、土星の精油にホロスコープ内の土星のサインやハウスにまつわる精油を加えると、自身の土星を意識できます。最も大切なものが何か、物事の軸となっているものは何かを見出せるようサポートすれば、混乱を鎮めることができるはずです。

●落ち着きたい

心を落ち着かせるには月の精油がおすすめです。さらにホロスコープ内の月が何座・何ハウスにあるかを確認し、そのサインやハウスの精油をプラスするとさらに効果的に作用するはず。

このとき、セラピスト側が精油を選択するのではなく、クライアントに香りを選んでもらうことが大切です。香りの好き嫌いは、特に落ち着いたり、リラックスするというテーマに関して重要なポイントとなりますので、できる限り本人に選んでもらうようにしましょう。

土星の精油も、深い呼吸へと導き、心を落ち着かせる働きをもつものが多々あります。月の精油に加えて、土星の精油の中で好ましいものをチョイスしてブレンドすると、より深い落ち着きや心的な安定が得られるはずです。

●集中

集中力に関連する天体は火星です。火星は行動力に関わるといわれますが、火星の力を外側に使うときに行動や攻撃に使い、内側に向けて使うときは集中力として発揮されるのです。

精油として特にパインやバジルなどは集中力を高めるのによいですが、ホロスコープ内の火星が何座にあるかをみていきます。そして、火星の精油とその星座の精油を組み合わせて使うと、その人にとって無理のない形で集中に入れるでしょう。

仕事など特定の作業に集中したい場合は、作業を推進する力に関連する水星の精油を加えると、さらに作業へ注視する意識が高まり、スムーズに進展していくはずです。

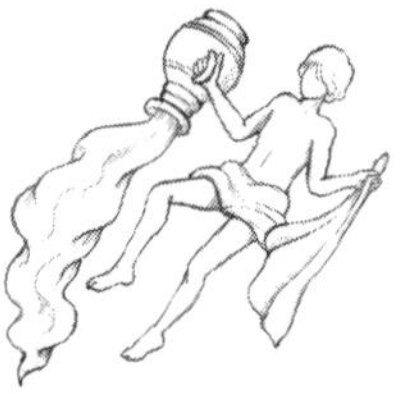

第8章

天体に関わる精油の事典

［五十音順］

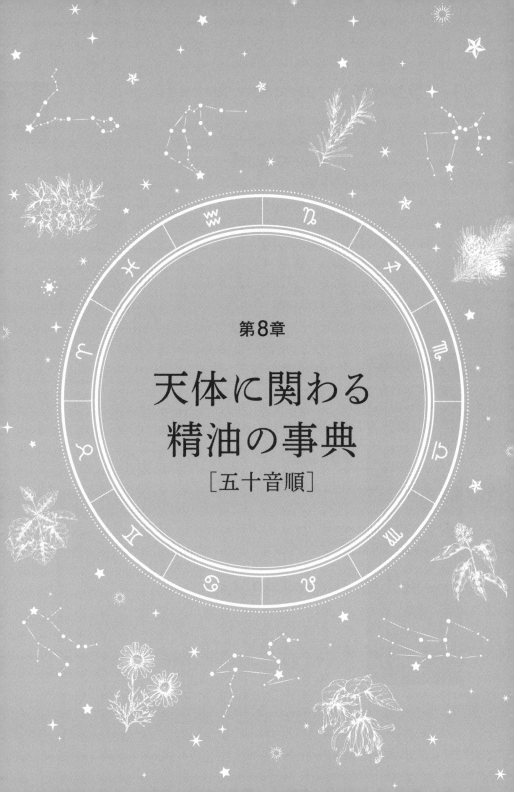

1.イランイラン ［欲求の解放と表現を促す］

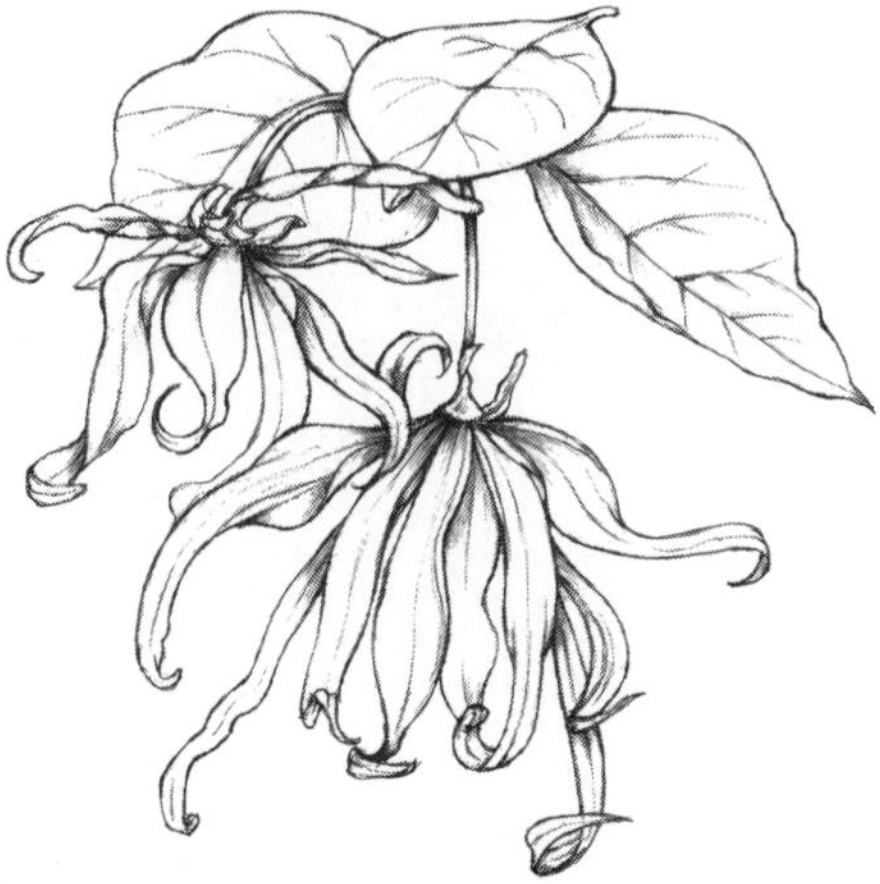

学名	*Cananga odorata*
科名	バンレイシ科
抽出部位	花部
抽出法	水蒸気蒸留法
産地	マダガスカル
主要成分	リナロール、ゲラニオール、カリオフィレン、酢酸ベンジル
主な作用	**ホルモン分泌、鎮静、抗うつ** ストレスからくる自律神経の乱れによる症状（心臓の動悸、頻脈、興奮後の高血圧）に。血管の自律神経系に血流を促し、温める、ホルモンバランスを整えることから、PMSや生理痛にも。皮脂バランス調整。

注意	香り強い　長時間・大量注意
占星術	金星 獅子座・牡牛座

華やかな香りと、ホルモンバランスを整え、月経周期の乱れやPMSなどを緩和する作用があり、こうした面からも金星の精油としてふさわしいといえます。アドレナリンの分泌を調整し、興奮やパニック、極度の緊張やストレスを和らげ、さらにストレスからくる自律神経の乱れによる動悸、頻脈、興奮後の高血圧などを鎮め、落ちつけてくれます。この自律神経系は不動宮、特に獅子座にとっては関連深い領域です。興奮しすぎて、交感神経が優位のまま副交感神経にスイッチが入らない状態、たとえば、テンションが高くて眠れないようなときなど、穏やかに働きかけ、リラックスを促してくれるでしょう。ただし香りが強いので、長時間嗅いだり、大量に使用したりすることは控えるようにしてください。

精神や心への働きとして、自身の欲求の解放や、欲望をうまく表現するよう促します。精神的なこわばりや抑圧を解きほぐすオープンさがあり、特に女性性の抑圧から来るかたくなさに対して効果があるでしょう。男性的なエネルギーと女性的なエネルギーのバランスをとるオイルで、特に女性的なエネルギーの不足や抑圧に対してほどよく働くといえます。過去のつらい経験などから喜びや女性的な楽しみなどを無理やりオフにしているという場合に特によいでしょう。

2.オレンジ(スイート)

[陽気さ、子どものような屈託のなさ]

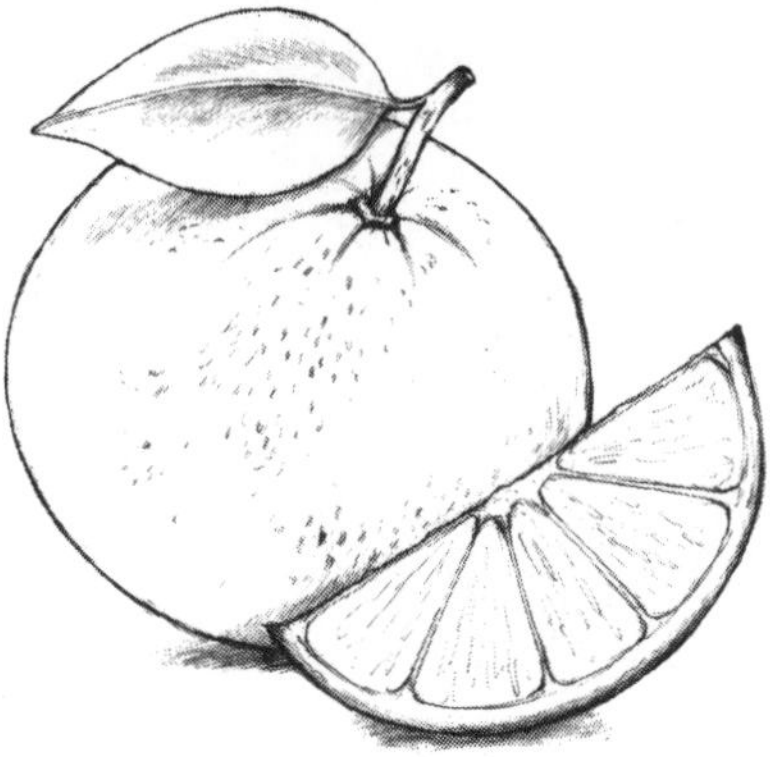

学名	*Citrus sinensis*
科名	ミカン科
抽出部位	果皮
抽出法	圧搾法
産地	イタリア、ブラジル
主要成分	リモネン、リナロール、シトラール、オクタナール
主な作用	**空気清浄、抗菌、消化器調整、加温** 胆汁の分泌を促進し、腸のぜん動運動を促すため、消化不良や食欲増進に。 身体を温め、体液の循環を促し、冷えを解消。ストレス性の胃腸の不調に。うつ状態にもよい。皮膚を柔軟に、清潔に、細胞の新陳代謝を促進。
注意事項	

占星術	太陽・木星 獅子座

かんきつ類の多くの精油は太陽に関連しています。地中海やカリフォルニアなど、太陽からの日差しの強さと、ほどよく風通しのよい地域で育成される必要があることと、丸くて黄色いという太陽に似た形状がその要因です。オレンジの精油は、消化器調整作用や腸のぜん動運動を促進するなどの働きをもちます。ストレスによる胃の不調や、消化不良を起こすようなときなどにも、おすすめです。

胆汁の分泌を促す作用などもあり、このような肝臓（関連する天体は木星）への働きから木星にも関連があると思われます。オレンジが持つ甘い香りは万人に受け入れられるものですから、その懐の広さも木星がらみといえるかもしれません。

精神への働きとして、陽気さ、子どものような屈託のなさを引き出します。冷たく無感動な精神状態に陥っている人に手を差し伸べ、陰うつさから救い出してくれるでしょう。

特に土星の影響が大きい場合（たとえば月やアセンダントに土星がアスペクトしていたり、１ハウスに土星がある場合、月やアセンダントが山羊座であるなど）にもとてもよく、甘くすっきりとした香りは、明るさをもたらし、緊張を緩和してくれます。ショックやストレスからくる五感の萎縮に対して効果があり、疲れていて何を食べても味がしないとか、生きている実感が湧かない……という場合などにもおすすめです。食べる意欲というのは生きる意欲につながるものですから、ストレスが食欲に出るようなとき、太陽に関連するオレンジを使うことで、太陽、すなわち生きる意欲を取り戻すことができるはずです。

3.カモミールローマン（ローマンカモミール）

［日常を大切にすることで大きな目的を遂げる、インナーチャイルドケア］

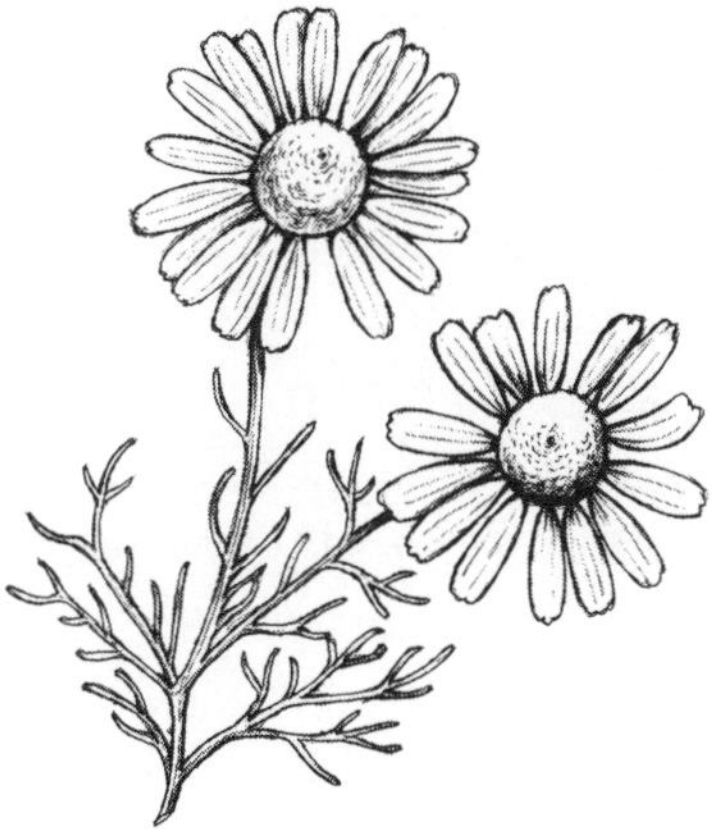

学名	*Chamaemelum nobile*
科名	キク科
抽出部位	花部
抽出法	水蒸気蒸留法
産地	ドイツ、フランス
主要成分	アンゲリカ酸イソブチル、アンゲリカ酸イソアミル
主な作用	**鎮静、消化器調整、抗炎症、免疫賦活** 精神的緊張からくる不調やストレスによる身体症状の鎮静、緩和　肩こり、胃炎、不眠などに。パニック、情緒不安、神経障害にも。乾燥肌、アレルギー肌、敏感肌、トラブル肌に。

注意事項	妊娠初期は避ける
占星術	太陽 蟹座

古代エジプト人が太陽神の神殿にカモミールを捧げたという話もあり、そこから太陽に関連づけられたようです。キク科の植物に抗菌、抗炎症作用をもつものが多く、太陽を支配星にもつ植物が多いので、カモミールローマンも同様といえるでしょう。性質として 1 度の Hot・1 度の Dry で、ほどよく心身を温める働きがあるとされます。古代ギリシャ語でカマイメロン、大地のリンゴという意味をもち、リンゴのような香りと踏みつけても負けずに成長する力強さが特徴的です。そして鎮静作用、抗炎症作用、消化器調整作用をもち、ストレスからくる胃痛や肌荒れなどといった症状全般に使用することができます。生理痛の緩和や月経周期調整作用もあることから、子宮や胃に関連している月も支配星と考えられたようですが、これに関しては、カルペパーは天体的には太陽であると指定していますので、星座については同じく胃や子宮と関連深い蟹座にまつわるものと考えられるでしょう。

カモミールローマンは、日常を大切にすることで大きな目的を遂げるよう促し、日々の喜びが大きな喜びにつながっていることを教えてくれます。ネイタルの月に対するハードアスペクトに示されるような、傷ついたインナーチャイルドを慰め、勇気づけるでしょう。さらに理由のわからない寂しさやいらつきを沈め、気持ちを温めてくれるはず。特に、仕事中毒の人や仕事に対して必要以上に頑張らねばと気負いがある人、仕事で物事がうまくはかどらないときに怒り出すタイプに対しても気持ちを和らげてくれるでしょう。

4.クラリセージ

［自分自身を枠から外す、肩の力を抜く］

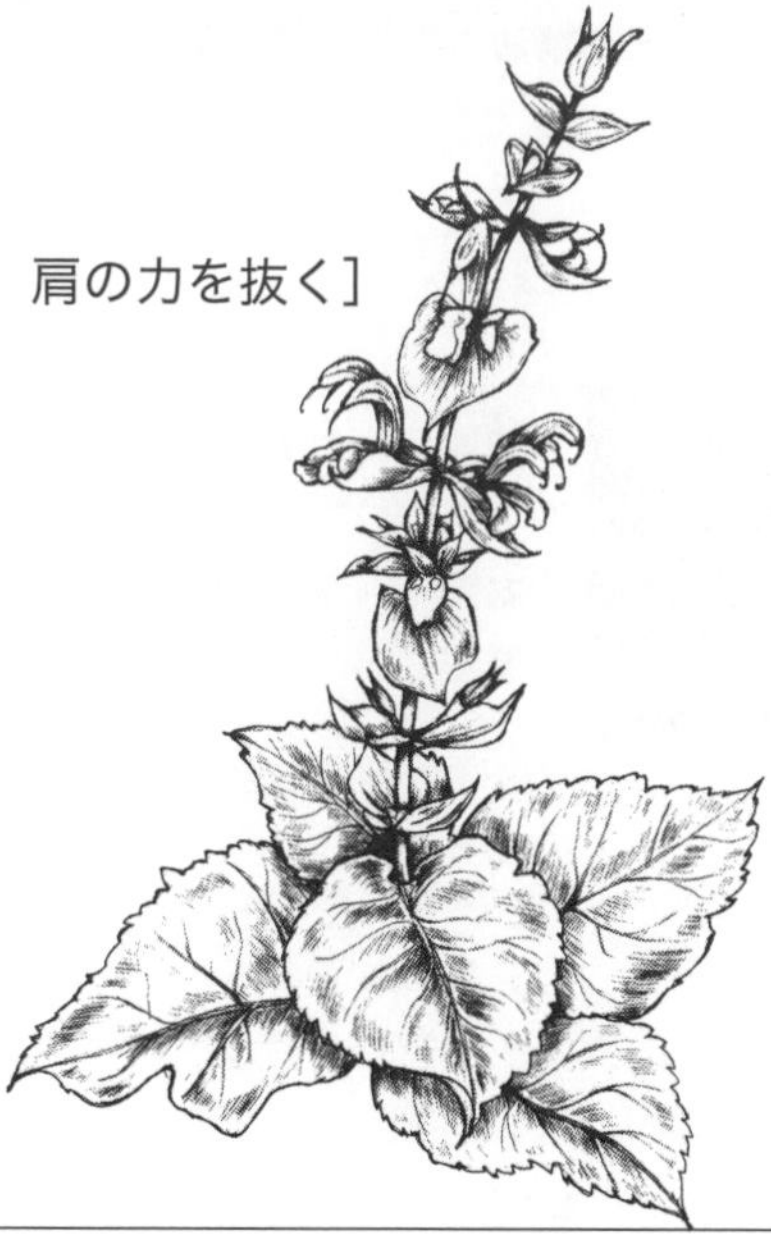

学名	*Salvia sclarea*
科名	シソ科
抽出部位	花・葉先端
抽出法	水蒸気蒸留法
産地	フランス、モロッコ
主要成分	スクラレオール、酢酸リナリル、リナロール
主な作用	**ホルモン分泌調整、鎮静、鎮痛、鎮痙** 月経周期の乱れ、ホルモンバランスの崩れによる情緒不安定、更年期障害に。血行促進し、生理痛の緩和に。緊張を和らげる。ストレス性の胃腸の不調に。制汗作用、皮脂分泌調整作用も。
注意事項	運転、飲酒前は避ける　妊娠中は控える

占星術	月・水星 乙女座

　学名は、ラテン語のクラルス、「明るくする」という言葉に由来しています。古い時代には、目をきれいに洗浄するときに使われたそうですが、占星術の身体対応において、目は輝く天体、つまり太陽もしくは月に関連づけられています。生理痛の緩和や通経作用、更年期障害の緩和などの働きがあり、出産時の強い緊張を緩和することからもそれらにまつわる月が支配星となったことがうなづけます。月はリラックス状態に関連していますが、緊張からくる不眠や疲労などに対しても、筋肉の緊張をゆるめながら、不調を緩和してくれるでしょう。

　精神的な部分に対しては、自分自身を枠から外す、肩の力を抜く、感情のかたさをほぐすということに関連します。ネイタルの月が不動宮にあったり、土星からのハードアスペクトを受けているような場合に特におすすめです。肩に力が入っている状態が日常化している方や、常に緊張感が抜けない場合にもよいでしょう。プレッシャーの強い仕事に関わっているため、夜寝るときにも力が抜けないときや、考える必要がないのにも関わらず、いつまでも仕事のことや懸念の事柄で頭がいっぱいなときに、気持ちをそこから引きはがし、ある意味隔離したような形で、気持ちをゆるめるよう促します。ただし、ゆるめる力が強いため、車の運転前や飲酒の前にはなるべく使用を控えるようにしてください。

5.グレープフルーツ

［自立しつつ、他者と協調する、こだわりを流す］

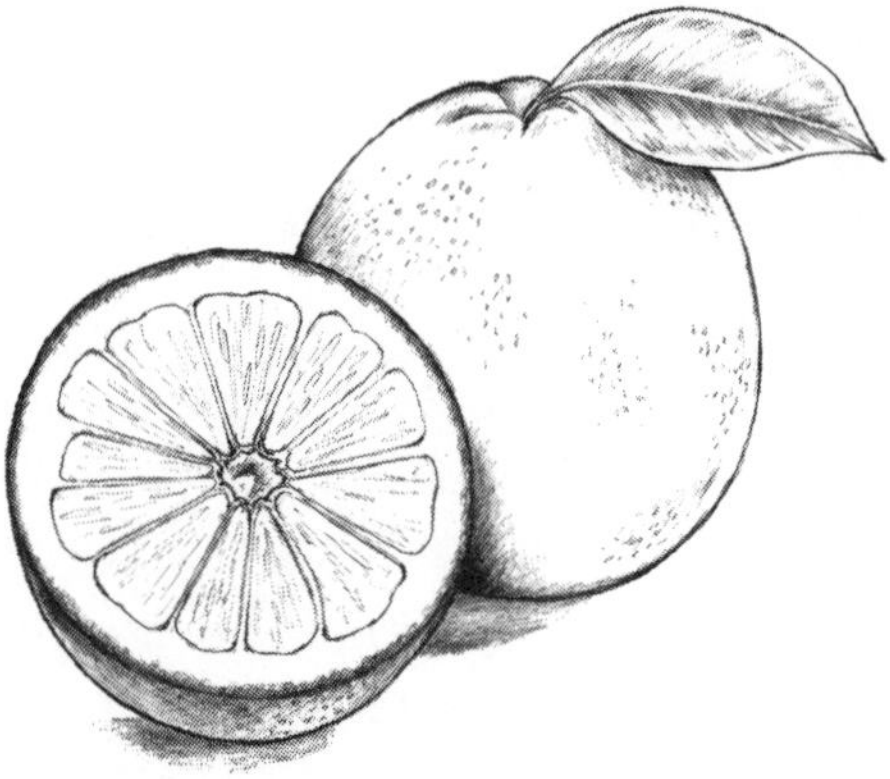

学名	*Citrus paradisi*
科名	ミカン科
抽出部位	果皮
抽出法	圧搾法
産地	イスラエル、アメリカ
主要成分	リモネン、ミルセン、ヌートカトン
主な作用	**消化器調整、リンパ機能促進** 血液やリンパなど体液循環を促し、疲労物質を流す。 脂肪溶解作用。肝臓を刺激し、解毒促進。消化酵素の分泌促進。
注意事項	光毒性

占星術	太陽・木星 射手座

ブドウのようにたわわに実る様子からグレープフルーツという名前がつけられたため、豊饒さにまつわる木星の精油とされています。グレープフルーツには肝臓の働きを促進して解毒を促したり、消化酵素の分泌を促進したりする働きがありますが、占星術において肝臓は木星に関連しますので、その点からも木星が支配星であるとされたのでしょう。肝臓での解毒やリンパ管における老廃物の運搬などは柔軟宮に関わるテーマであり、さらに気持ちを明るくし、高揚させる力があることから、射手座の精油とみなされています。

精神への働きとして、こだわりを手放し、他者と協調することをサポートします。射手座は他者のあり方を認め、受け入れるというサインで、相手のあり方を縛らず、自由自立ということを大切にします。グレープフルーツも個人の間にあるわだかまりを開放し、手を取り合って積極的に活動できるよう促してくれるでしょう。関係性におけるこだわりはもちろん、自分の中にあるこだわりを流したり、自分自身を縛るものから解き放つ力があるとされています。また他人との線引きがなかなか難しい人や、相手に頼ることやかわいがられることが恋愛だと思っている人に対して、自立を促して、相手との距離を仕切り直してくれます。自立した個人と個人という関係をよい形でつくり上げてくれるので、よい距離で人と関わる手伝いをしてくれるはずです。

6.サイプレス ［始まりと終わりときちんと区切る］

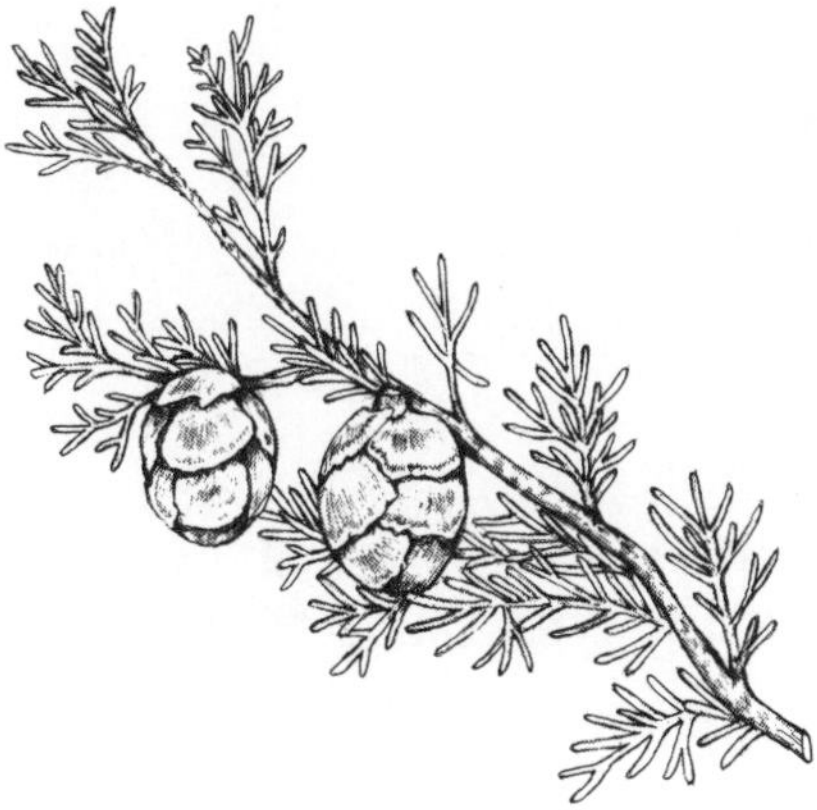

学名	*Cupressus sempervirens*
科名	ヒノキ科
抽出部位	葉部と球果
抽出法	水蒸気蒸留法
産地	フランス、ドイツ
主要成分	αピネン、δ-3-カレン、セドロール
主な作用	**空気清浄、利尿、抗菌、収れん、鎮静、ホルモン様作用** 咳を鎮める。細胞組織を収れんし、体液の流れを促して老廃物などの排泄を促進。消臭効果&デオドラント効果。卵巣機能の改善。PMSにまつわるイライラや落ち込みにも。毛細血管を強め、痔や静脈瘤に。脂性肌、ニキビ肌に。

注意事項	敏感肌注意　妊娠初期使用NG
占星術	土星・(冥王星) 山羊座

サイプレスは古来から死や冥界に深い関係をもつ植物と考えられていました。ギリシャ神話では、少年クパリッソスが間違って大切な鹿を殺したことを後悔し、神に自分を永遠の暗闇で罰するように祈り、その願いを神々は聞き入れ、彼をサイプレスの木に変えたといいます。冥界の王ハデス（ローマ神話ではプルートー）の宮殿のまわりにサイプレスが植えられていたとのこと。学名の「sempervirens」は「永遠の生命」を意味しますが、常緑樹であること、他の植物よりも寿命が長いこと、また木材が腐食しにくいという特徴によるものだと考えられます。このように死と永遠に関わるため、死にまつわる土星（古典占星術では最も遠い天体であり、人間の成長の限界）を支配星としましたが、冥王星発見以降は、天体名が死者の国の王にまつわることから冥王星も支配星とされたようです。またプリニウスはサイプレスに関して「頑固で成長せず、葉は苦い」「戸をつくるのに適している、いつまでもつやがある、曲がらない」と記しましたが、まさに土星にまつわる側面といえます。

サイプレスには、毛細血管を強くし、静脈瘤を改善したり、利尿作用もあります。また細胞組織を収れんし、体液の流れを整え、余分なものを排泄するデトックス作用もありますが、不要なものを捨てる働きは土星に関連づけられますから、このような面でも土星的です。

精神への働きとして、始まりと終わりときちんと区切ることや、変容と再生に関連した力をもつています。環境もしくは内的な変化の際に、力づけ、困難な状況を前向きに受け止め、乗り越えられるようサポートします。また特定の目的に向かったり、変化のさなかにおいて、余分な感情（罪悪感や被害者意識）を手放し、着実に結果へ導いてくれるでしょう。

7.サンダルウッド

［深い痛みを癒やし、過去の傷を糧として統合する］

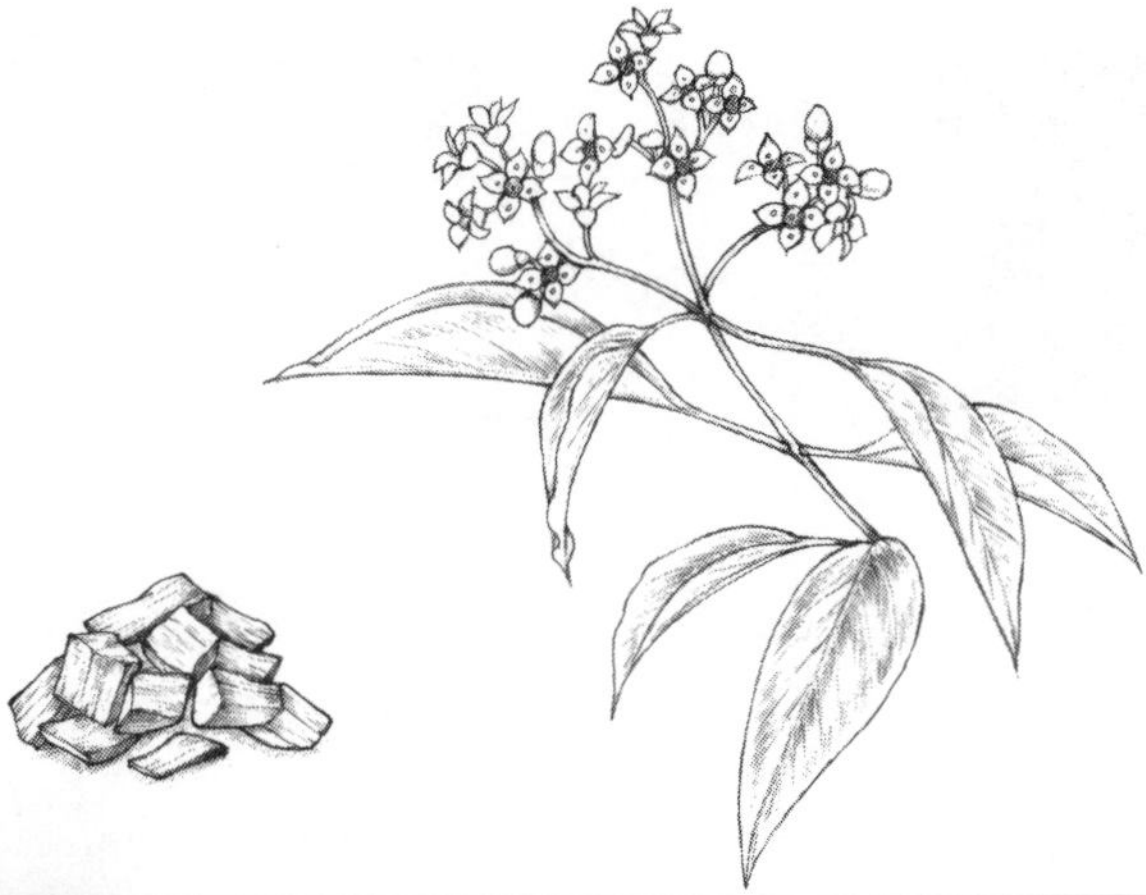

学名	*Santalum album*
科名	ビャクダン科
抽出部位	心材
抽出法	水蒸気蒸留法
産地	インド、インドネシア
主要成分	αサンタロール、βサンタロール、サンタレン
主な作用	**鎮静、抗菌、利尿、防虫、免疫賦活** 利尿作用・抗菌作用から、泌尿器感染に。長引く咳や喉の痛みに。皮膚を軟化し、ハリとうるおいを与える。免疫力をアップし、感染症予防に。
注意事項	香り重い　妊娠初期は使用を控える

占星術	土星・（海王星） 蟹座・蠍座

サンダルウッドは、インド・中国では特に好まれ、葬儀の際に焚かれることが多いようです。死者の魂を肉体から切りはなし、執着や肉体へのこだわりから自由にすると考えられていたからでしょう。木材は害虫を寄せつけないため、インドの多くの古い寺院や家具類は、サンダルウッド材でつくられたそうです。古代イスラエル王、ソロモン王がこのオイルを愛好し、サンダルウッドで神殿を建てたという記述もあります。古代エジプトでは遺体の防腐処理に使われたといいます。こうした死にまつわる事柄は、古い占星術では土星とからめられること、サンダルウッドには咳を鎮め、痰を軽減することから、粘液を乾かす働きがあるとされ、土星が支配星であると考えられました。サンダルウッドは深い呼吸を促し、それによる変成意識状態を引き出すため、海王星も支配星とされています。

精神に対して、深い痛みを癒やし、過去の傷を糧として統合する手伝いをしてくれますが、このとき、外部から切り離すような形で、癒やしが進められていきます。ある種の保護作用の強さといえますが、これはサンダルウッドがもつ皮膚に対する保湿作用のように、潤いを与え、バリアとしての皮膚を整えるように、心に対しても、一時、守りを充実させ、内面を癒やしていくのです。サンダルウッドは、深い痛みや悲しみといった根深いテーマを癒やし、それを成長への糧として統合してくれるでしょう。

8.シダーウッド

[現状を守りながら力を行使する、意思を固める、
危機のときに内面を安定させ、維持する]

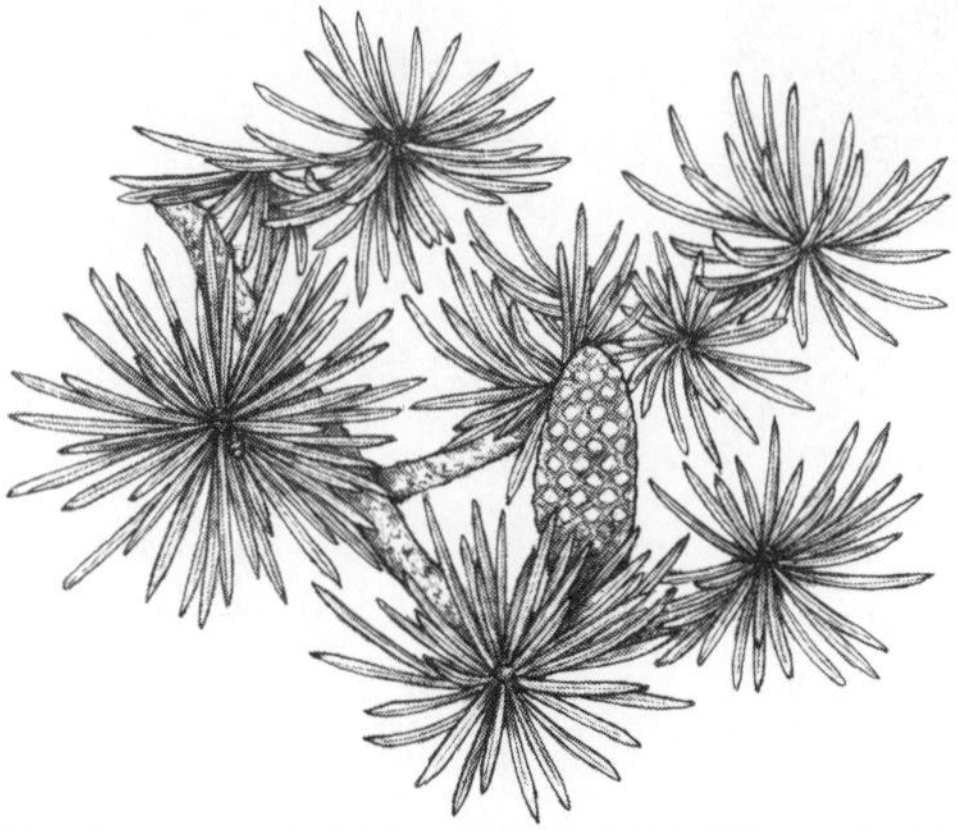

学名	*Cedrus atlantica*
科名	マツ科
抽出部位	木部
抽出法	水蒸気蒸留法
産地	フランス、モロッコ
主要成分	ヒマカレン、セドレン、セドロール
主な作用	**鎮静、抗菌、収れん、去痰作用、皮脂分泌調整作用** 抗菌作用から、膀胱炎や尿路感染にも。頭皮の皮脂分泌を抑える、抜け毛を抑える。脂性肌に。
注意事項	妊娠中は控える（ケトン多い　てんかん症の人NG）

占星術	土星・(冥王星) 水瓶座

ギルガメシュ叙事詩にもその存在が記述されているシダーウッドは、古い時代から人類を支えてきた植物です。木部には精油の含有量が多く、木を害虫や菌から守るような防虫・防腐効果が高いため、古代から棺《ひつぎ》をつくったり、寺院や船舶、宮殿の建造をしていました。建造されたものは長もちしますし、シダーウッドが常緑樹であること、古代エジプトで棺やミイラづくりに関わるようなことから、土星が深く関連していると認識できます。

咳や痰等、呼吸器系の症状（粘液＝Cold & Moist）に対して使用できるので、去痰作用をもつような精油の多くが土星に関連づけられていますが、同様な理由で支配星が土星となったようです。

精神への働きとして、現状を守りながら力を行使したり、意思を固めることに関連しています。危機のときに内面を安定させ、維持させてくれるので、キャパシティ以上の仕事を求められているときや、プレッシャーのかかる場面などで、確かな助けになってくれるでしょう。自分の軸となる部分に静かに気づき、力を充実させるのも、シダーウッドに特徴的なエネルギーです。これは自分の中のルールなど、軸となるものを呼び起こすことで、力を蓄えることに関連するので、こうした要素も土星的です。周囲から攻撃されたり、不安をあおるような情報を耳にしても、確信をもってぶれない感覚を呼び覚まし、毅然として前に進む力をもたらしてくれます。

9.シナモン　[温かみのあるやり取りを形成]

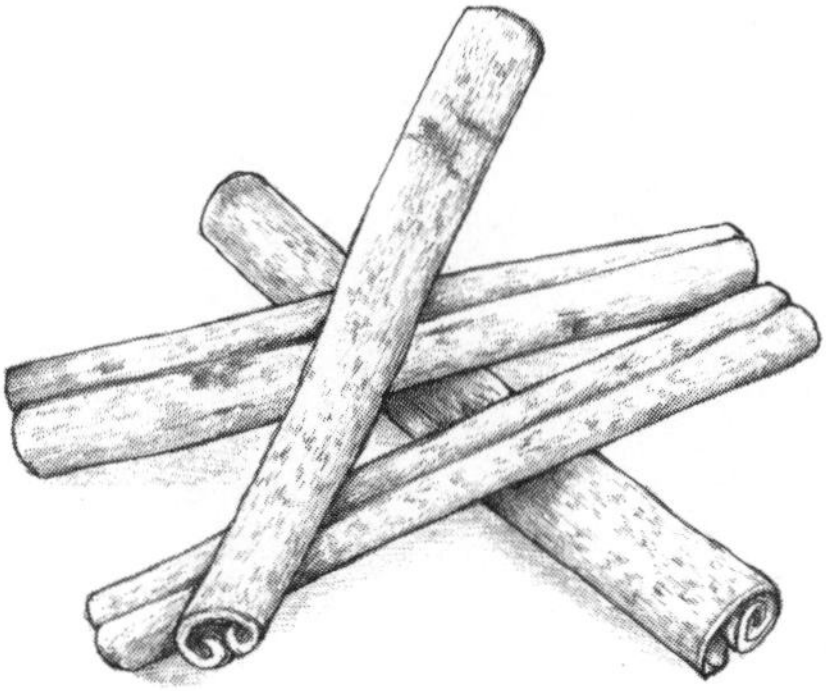

学名	*Cinnamomum zeylanicum*
科名	クスノキ科
抽出部位	葉部・樹皮
抽出法	水蒸気蒸留法
産地	インド、スリランカ
主要成分	オイゲノール、シンナミックアルデヒド、安息香酸ベンジル、カリオフィレン
主な作用	**加温作用、抗菌作用、消化器調整作用、鎮痛作用、強壮作用、鎮静作用** 身体を温め、冷えからくる痛みを緩和。消化酵素を分泌し、食欲を増進する。身体を温めて、緊張をゆるめ、強壮する。風邪などの感染予防にも。

注意事項	皮膚刺激強めなので敏感肌はNG　子宮を刺激するので妊婦NG　基本的に使用はごく少量にとどめる
占星術	太陽 蟹座

古代エジプトではミイラづくりの防腐剤や香料として、古代ローマでは愛情の証したる贈り物として用いられました。温める作用が特徴的であることから、ウォーミングオイルとして用いられ、風邪のときなど、節々に痛みが伴うようなときに、鎮痛作用も加わる形で、症状を緩和します。冷えからくる神経痛や関節痛にも、温めることで痛みを緩和したり、温かい香りが食欲を刺激してくれるので、疲れて食欲が湧かないときや、気持ちの落ち込みから来る食欲不振にもよいでしょう。

占星術的には、抗菌作用や温める作用から太陽に関連づけられています。消化器への働きや、緊張を解きほぐし、心を穏やかに落ち着かせてくれる働きから蟹座の植物とされています。水分代謝を調整する働きは、水のサインの活動宮のように常に新鮮な水（気持ちのやり取り）を供給しているようにも思われます。

精神面へは、無気力や心にぽっかりと穴が開いたような感覚、寂しさや孤独によって心が冷えきってしまっているように感じるときに、心身をともに温め、心をゆるめつつ、気力と活力を与えてくれるでしょう。特に人との関わりの中で傷ついたり、裏切られたりしたことが原因でそのような状態になってしまっているようなときに、もう一度人との関わりをもてるように希望をもたせ、人と関わることに前向きになれるよう、力を与えてくれます。

10.ジャスミン

［生きる喜びを阻害するものを溶かし、心を支える］

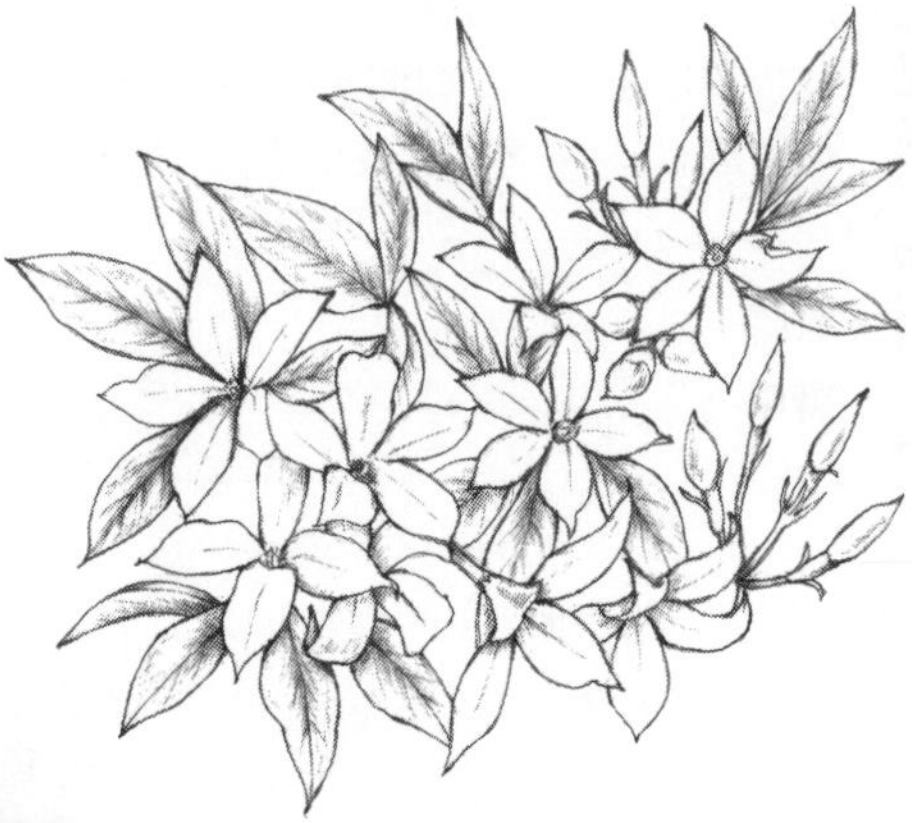

学名	*Jasminum grandiflorum*
科名	モクセイ科
抽出部位	花部
抽出法	溶剤抽出法
産地	モロッコ、エジプト、インド
主要成分	酢酸ベンジル、リナロール、酢酸リナリル、ジャスモン
主な作用	**ホルモン分泌作用、抗うつ作用、強壮作用、催淫作用** 子宮の強壮や産後の機能回復に。子宮を収縮させ、出産を促進、母乳の分泌促進。更年期、PMS、月経不順に。ストレスや緊張からくる心身の不一致感に。皮膚の細胞を活性し、軟化させるので、老化肌によい。咳を鎮める働きも。
注意事項	妊婦 NG

占星術	月・木星 蟹座・魚座

栽培の歴史はかなり古く、古代エジプト時代にはすでに栽培されていたとのこと。ホルモン分泌調整作用があり、月経不順、PMS、更年期障害などにもよい助けになってくれますが、子宮を強壮し、機能回復を促す点が特徴的です。オキシトシンの分泌を促進し、子宮の収縮をリズミカルに促します。オキシトシンは出産を促進、回復、母乳の分泌促進に関わりますので、出産にまつわる諸事の助けになってくれる精油といえます。肌に対しても、細胞活性作用と皮膚を柔らかくする作用があり、老化した肌におすすめです。また抗うつ作用があり、気持ちの落ち込みをなだめてくれるでしょう。こうした子宮や女性を象徴する月との関わりや、うつ状態や老化に関わる土星に対向する天体としての月という点で、月が支配星とされたようです。

精神面への働きとして、生きる喜びを引き出し、心を支える性質があります。喜びを感じる状況を阻害するもの、たとえば孤独感・疎外感・恐れ・不安といったものを柔らかく包み込み、溶かして、内面を支えるでしょう。ショックやつらさなどから、感情面が麻痺しているようなときにも、生きている感覚を引き戻し、生きている実感をもたらします。悲しみなどの感情を押し隠している人にもよいでしょう。官能的でセクシャルといわれる香りですが、性的な要素はある意味、生きるということに基づいた感覚ですので、生きることに基づいた性をあらためて確認させてくれる精油といえます。

11.ジュニパー ［静かに物事を考える・浄化力］

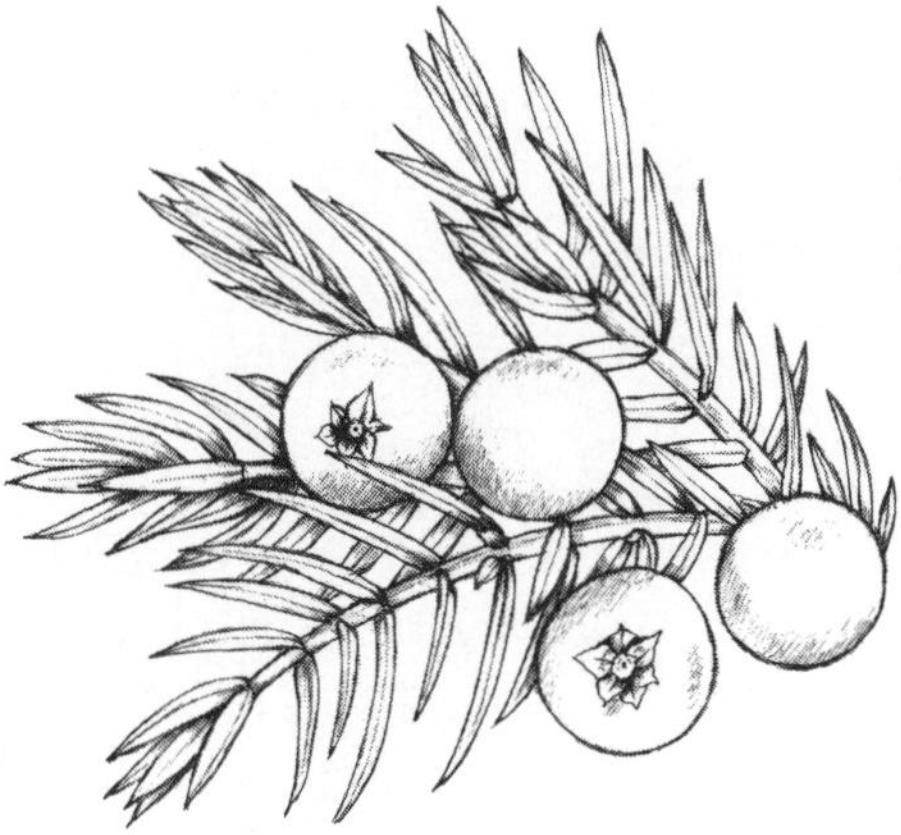

学名	*Juniperus commnis*
科名	ヒノキ科
抽出部位	液果
抽出法	水蒸気蒸留法
産地	フランス、北米
主要成分	αピネン、カリオフィレン、ボルネオール
主な作用	**浄血、利尿、抗菌、鎮痛** 疲労の物質物質や痛みの原因物質の排出を促す。リウマチ、痛風、関節炎の痛みを緩和。抗菌&利尿作用から、膀胱炎にも。むくみにもよいが、腎臓の球糸体を刺激するため、原因を見極めてから使用のこと。
注意事項	腎臓疾患の人NG　妊婦NG

占星術	太陽・木星 射手座

ジュニパーは宗教的な清めの力をもつと古来から信じられてきました。紀元前1500年に書かれた、古代エジプトの医学書といわれる「エーベルスパピルス」にも、ジュニパーの実を虫下しや消化薬に使用していた記述があります。キフィという古代エジプトにおいて日没の際に焚かれていた薫香のさまざまな処方にも使用されたそうです。古代ギリシャでも、葬儀の際に悪霊除けとして焚きましたが、その一方でプリニウスやガレノスは肝臓や体液の浄化作用があると薬理的に考えていました。ジュニパーには浄血作用、利尿作用、抗菌作用、鎮痛作用などがありますが、疲労物質&痛みの原因物質を排出したり、乳酸値を低下させ、血液を浄化する力があります。

身体の浄化に関しては、サインでいうところの柔軟宮が大きな役割を担っていますが、その中でも火の要素（カルペパーによると3度のHot・1度のDryのハーブで、太陽を支配星とするとのこと）があるため、射手座と関連づけられたのでしょう。そして射手座との関連で、木星も支配星と考えられたのかもしれません。

エネルギー的にジュニパーは、静かに物事を考えることと、浄化力に関連しています。思考の停滞の原因となるもの、たとえば、嫉妬や後悔やわだかまりを押し流し、心から追い出してくれるのです。柔軟宮的な混乱、たとえばあれこれ考えて結果的に結論に達しないような状態で、余分な感情を洗い流し、冷静な思考力を呼び戻し、結論へと導いてくれる働きもあります。

12.ジンジャー

[心が冷えきって動けないとき、一歩を押し出す]

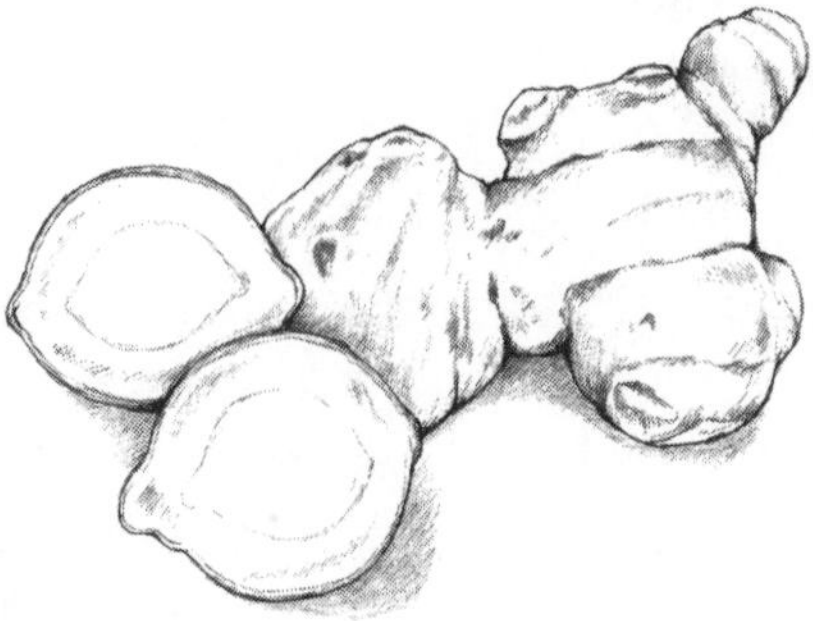

学名	*Zingiber officinale*
科名	ショウガ科
抽出部位	根部
抽出法	水蒸気蒸留法
産地	インド、ジャマイカ
主要成分	ジンギベレン、クルクメン、ネラール、ボルネオール
主な作用	**免疫賦活、強壮、加温、消化器調整、鎮痛** 体液を温め、エネルギー代謝を促進する。血中コレステロールの低下を促す。肩こり、筋肉痛、神経痛を緩和し、冷え性の改善も。消化酵素分泌を促したり、腸内ガス排出も。二日酔い、乗り物酔いによる吐き気に。
注意事項	敏感肌注意　妊娠初期注意

占星術	火星 山羊座

ジンジャー、日本名のショウガは、古来から身体を温め、胃を温めるとされていました。紀元前 300 ～ 500 年ころには塩やコショウなどと一緒に生姜を使った保存食や漢方薬として利用されていた記録が残っています。原産地はインドですが、すでに紀元前 2 世紀にはアラビア人により、インドから古代ギリシア、ローマに海路で伝えられました。古代ギリシャの数学者・哲学者ピタゴラスも、ジンジャーを消化剤やおなかのガスを取る薬として使用していたといいます。17 世紀の高名な占星術師であったウィリアム・リリーやジョン・ガドベリーによると火星および太陽のハーブとのことですが、3 度の Hot・3 度の Dry といった強い火の要素からそのように考えられたのでしょう。ただ、加温作用や血行促進作用といった働きから考えると、火星としての働きの方が優勢かもしれません。漢方でも身体を温め、新陳代謝を促し、体内の湿気を取り除き、冷えからくる消化器の不調を緩和するといわれています。

精神面に対して、心を温めて、前に進む力を引き出す働きがあります。根から取られたジンジャーの精油には、土と火のエネルギーがよいバランスで内在しています。心が冷えきって動けないとき、心の基礎となる土台をしっかりさせ、足場を固めたうえで、安心感、確信とともに一歩を踏み出すことを促してくれるでしょう。自分には力がないという感覚から能動的になれないような場合や、やるべきことを目の前にしてしり込みしてしまっているときにも、もともと持っている能力や技能などを内側で確認させます。さらに、自分自身の心の土台を確認させて意欲に火をつけ、一歩ずつ前進していくよう促してくれるはずです。

13.ゼラニウム

［バランス感覚を養う］

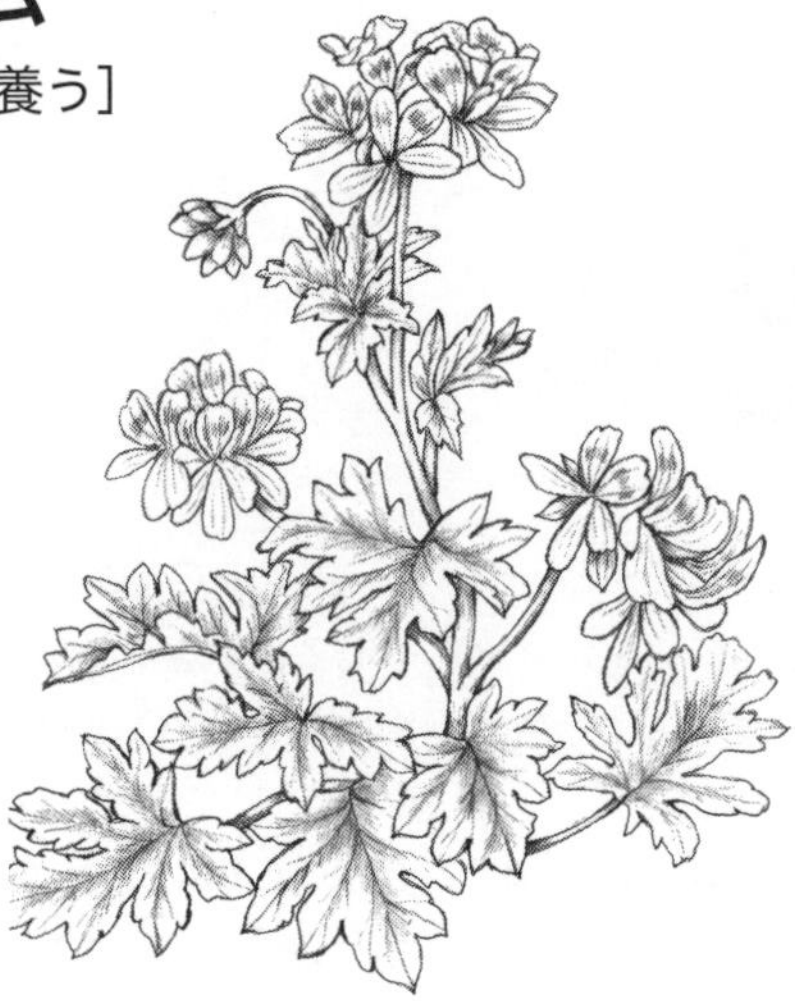

学名	*Pelargonium graveolens*
科名	フウロソウ科
抽出部位	花・葉・茎
抽出法	水蒸気蒸留法
産地	フランス、レユニオン
主要成分	ゲラニオール、シトロネロール
主な作用	**リンパ機能促進、ホルモン調整、防虫、皮脂分泌調整、細胞活性、鎮痛、抗炎症、止血、利尿** リンパの働きを促進し、むくみ改善、疲労物質排出に。ホルモン分泌を調整し、月経不順、不定愁訴の改善に。皮膚の皮脂分泌調整し、細胞活性して、しみを薄くし、肌の状態を整える。副腎皮質を刺激し、ストレス耐性をつける。

注意事項	妊娠初期は控える
占星術	金星 天秤座

金星を支配星とするゼラニウムは、ホルモン調整作用、肌に対する皮脂調整作用や細胞活性作用（シミを薄くし、肌を柔らかくする）など、女性ホルモンや美容といった金星に特徴的な性質をもちます。ゼラニウムの働きとして、基本的に「バランス」という言葉がキーワードとなるでしょう。たとえば、ホルモンバランス、皮脂バランス、水分のバランスなどがあります。こうした事柄から、ゼラニウムを天秤座の精油とする見方はさまざまなところで確認できます。

精神面への働きとして、バランス感覚（たとえば男性性と女性性、陰と陽、感情と理性など）を回復させる力をもっています。対人的なバランス力を引き出すのはもちろん、心や身体、現実と霊的なあり方のバランスをとる必要があるときには、ファーストチョイスとなる精油です。リラックスさせたあとに自分の軸を発見させ、その軸を起点にバランスをとるよう促してくれます。気分の変化やついイライラしてしまうといった状況に対して、何よりの助けとなるはず。また過度のかたさを取ってくれる性質もあります。真面目すぎる人や仕事人間というような人に対して、適度に物事を楽しむ姿勢を示し、身体と心をゆるめるきっかけをつくってくれるでしょう。

特にイランイランなどでは官能的過ぎて、金星の精油の入り口としては敷居が高すぎると感じる人には、とてもよい形で働いてくれるはずです。対人的なバランスという点では、相手の言いなりになりすぎている人に力を与えたり、逆に自分勝手な人に対して、相手の気持ちを慮るきっかけを与えながら、何よりもバランスが大切であることを教えてくれるでしょう。

14.タイム（リナロール）

［センタリング。
他者に対する失望感を一掃］

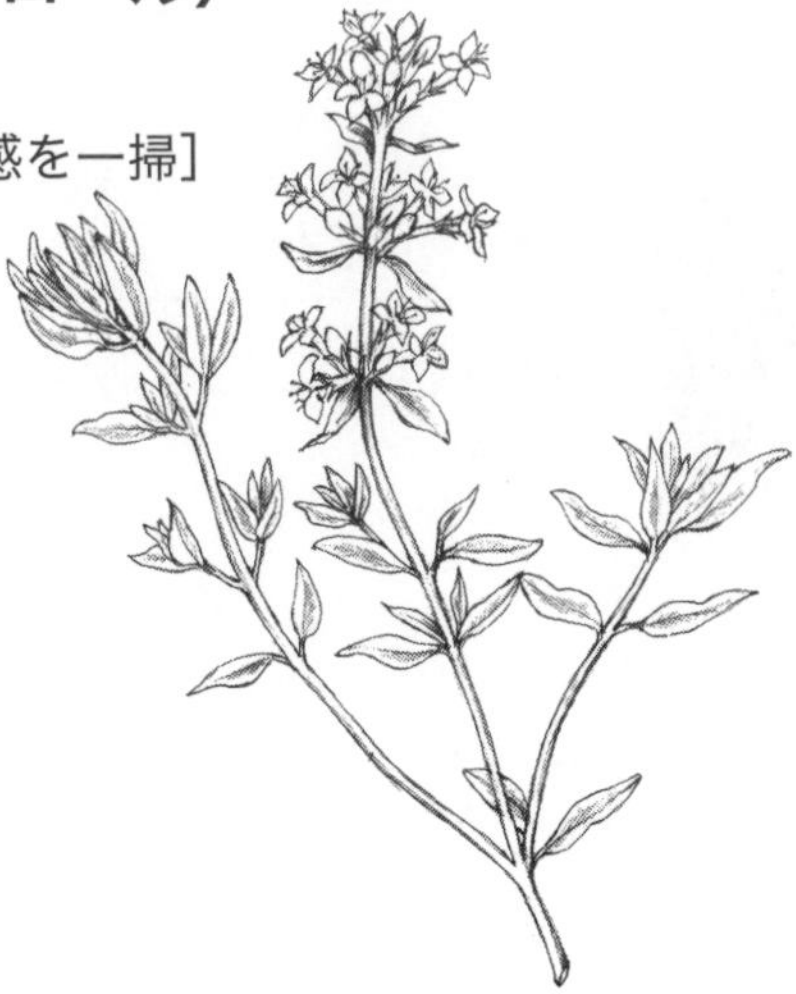

学名	*Thymus vulgaris*
科名	シソ科
抽出部位	花・葉先端
抽出法	水蒸気蒸留法
産地	フランス、イギリス
主要成分	リナロール、カリオフィレン、チモール
主な作用	**強壮作用、昇圧作用、殺菌消毒、消化器調整、去痰、通経、免疫賦活** 慢性的な疲労感を取る。老廃物排出を促し、新陳代謝をアップする。抗菌・抗ウイルス作用と免疫力強化などから、風邪や感染症の予防に。胃腸の調子を整え、鼓《こ》腸《ちょう》（ガスが腸に溜まった状態）を改善。
注意事項	妊娠初期は使用 NG

占星術	金星 牡羊座・牡牛座

タイムはかなり古くから人と関わりをもつハーブで、古代メソポタミアのシュメール人が栽培し、薬としても使用されていたと粘土板などにも書かれています。昔からタイムはミツバチがよく集まり、はちみつがよくとれたので、はちみつ＝金星というつながりから、金星が支配星になったようです。伝統的に月経困難症や子宮の炎症を和らげるものとして使われ、マザーオブタイムと呼ばれていたり、大著『博物誌』を記したローマ帝国の博物学者プリニウスは、タイムを毒、蛇のかみ傷、頭痛によいと記述しました。毒や蛇のかみ傷、頭痛は占星術的に火星と関連する病態ですので、火星に対抗するという点でも、金星に関連が深いと考えられていたのでしょう。

タイムはセンタリングを促す精油です。センタリングつまり自分の中心を確認し、「今を生きる」ことを促します。「今」にとって必要な選択をしたり、決断を下すようあと押してくれます。季節の変化や時間の経過への対応という点でも、タイムはよい助けになります。たとえば、締め切りに追われるような感覚があったり、忙しすぎて自分を見失ってしまいそうな感覚を覚えるようになったりしたときに、「今」に自分を結びつけ、自分自身の中心を見失わないよう心を支えてくれるでしょう。

さらに「胸を開く」ということもタイムの得意分野です。今を意識させながら目の前にいる相手に対して心を開き、丁寧に関わっていくようサポートします。特に他者に失望感を持つ人に対してはそれを一掃し、他人との関わりを改めて持たせてくれるはず。また人間関係にまつわる虚無感もきれいに掃除してくれるでしょう。

15.ティートリー

［特定の目的に対して突き進む力］

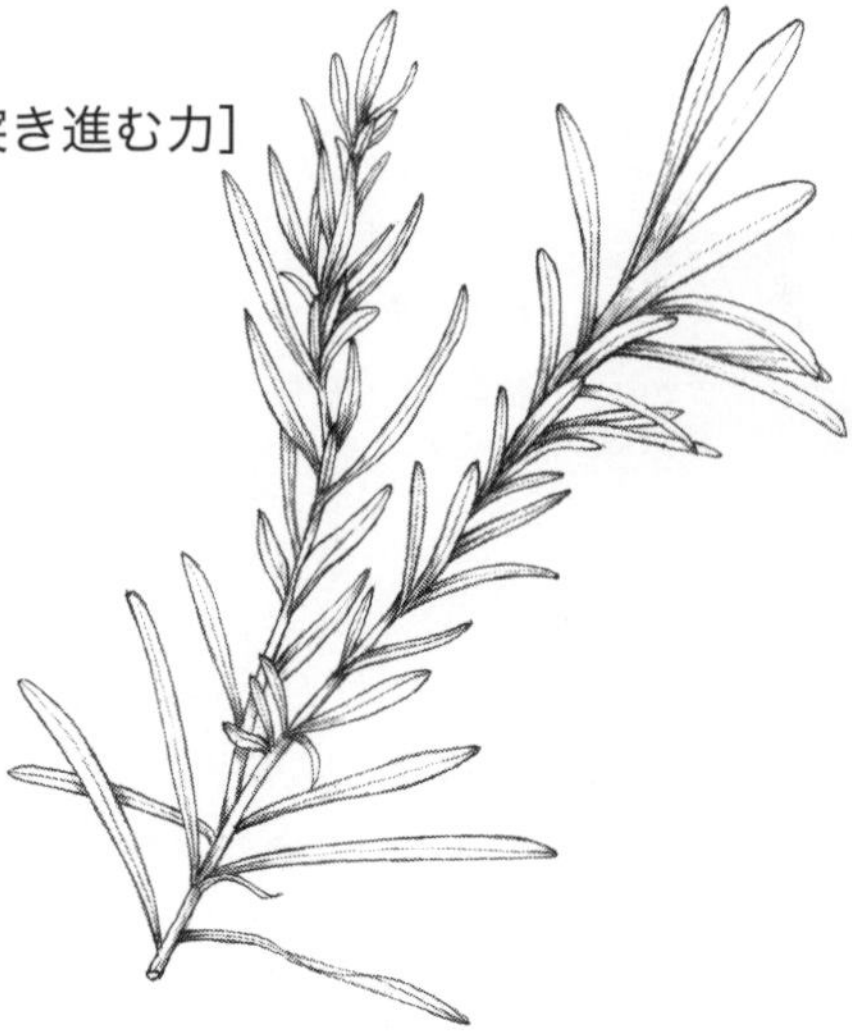

学名	*Melaleuca alternifolia*
科名	フトモモ科
抽出部位	葉部
抽出法	水蒸気蒸留法
産地	オーストラリア
主要成分	1,8 シネオール、テルピネン 4 オール
主な作用	**去痰、免疫賦活、消炎、抗菌** 抗菌作用とともに免疫力を高め、風邪などの感染症予防・緩和に。皮膚の感染症（水虫やにきび、ヘルペスにも）。
注意事項	

占星術	太陽 山羊座

オーストラリアの先住民族アボリジニが、約4000年前から煎じて飲んだり、すりつぶして湿布にしたり、擦り傷や虫さされの際の塗り薬にしたりと、天然の万能薬としてティートリーを利用していました。単に殺菌・抗菌力を発揮するだけではなく、免疫系を刺激してその人自身の抵抗力を高めるという点から、確かに太陽が支配星であると考えてもよいでしょう。

殺菌・抗菌力が高く、皮膚などの感染症や風邪など呼吸器の疾患に対しても有効であるといわれています。抗菌・抗ウイルス作用、消炎作用や去痰作用、免疫力を高める作用もあるため、風邪などからの回復や予防に一役買ってくれる精油です。

精神面への働きとして、特定の目的に対して突き進む力に関連しています。仕事や日常において、大きな山を越えなければならないとき、そこへまっすぐ進む気力と前向きな姿勢を与え、後ろ盾となってくれます。ストレスや気持ちの落ち込み、無力感とともに風邪やアレルギーを発症するような状況に対しても有効です。特に何がしかの問題がストレスとなり、頑張って乗り越える気力も失せて脱力し、体調も崩すようなときにもおすすめといえる精油です。心身の調子を整え、今、目の前に展開している問題に前向きに対処できるように促してくれるでしょう。

アイデンティティの弱さから来るような深い落ち込みや、長期間環境に適応できず、自分に合わない役割を担わされていたときに起こるような体力・気力の低下に対しても、自分とは何かを確信させ、状況を乗り越える力を与えてくれるはずです。

16.ネロリ ［純粋な気持ちでインスピレーションを受け取る］

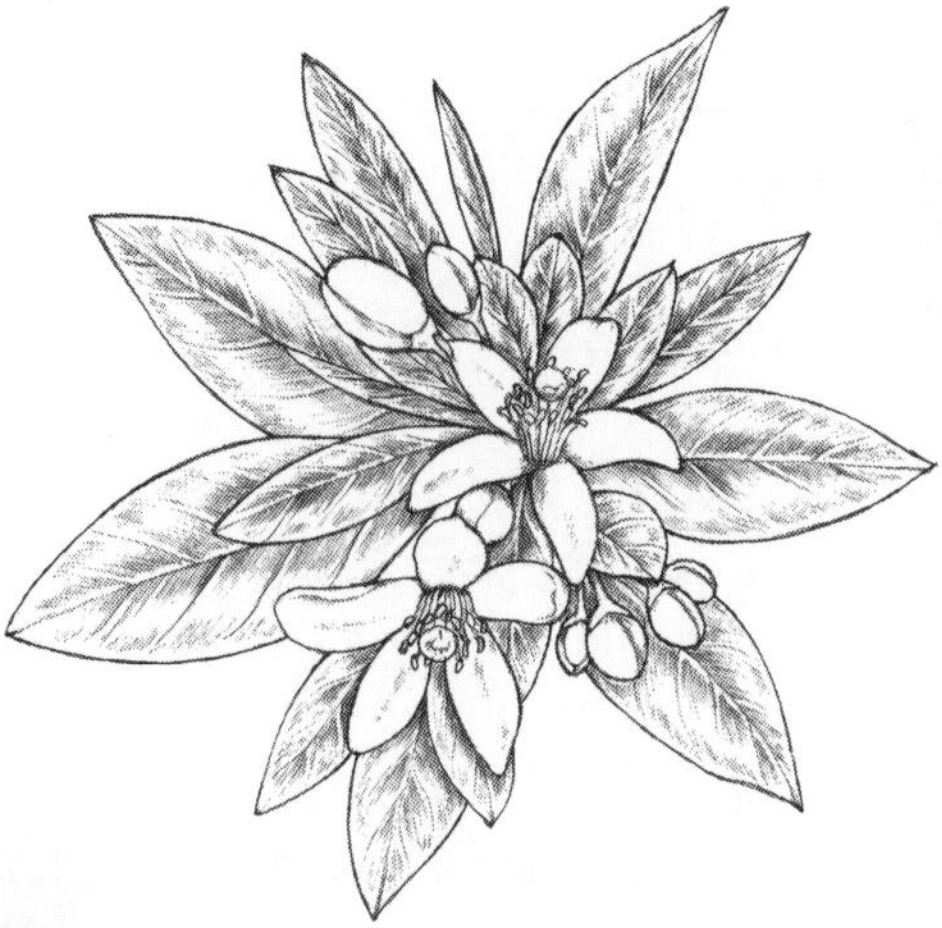

学名	*Citrus aurantium var amara*
科名	ミカン科
抽出部位	花
抽出法	水蒸気蒸留法
産地	フランス、チュニジア
主要成分	リナロール、テルピネオール、ネロリドール、酢酸リナリル
主な作用	**抗うつ、細胞活性、鎮静** ストレスや心因性の身体トラブル（自律神経失調、胃腸の不調、肌のトラブル）全般によいとされる。細胞活性作用から、しみ・しわ対策、妊娠線予防にも。
注意事項	

占星術	太陽 水瓶座

ネロリは心への働きと皮膚への作用が特徴的です。心に対してはストレスが身体に出るようなとき、自律神経失調や胃潰瘍などのときに、緊張をゆるめ、気持ちや身体の状態を楽にしてくれます。皮膚に対しては、細胞活性作用や心的なストレスからくるスキントラブル全般によいとされ、内的な状態を整え、内側から光を発していけるようサポートします。ミカン科であることから太陽の精油とされますが、品格と慈愛のある香りが光のように感じられるはずです。

精神面に対して、純粋な気持ちでインスピレーションを受け取ることに関連しています。インスピレーションを受け取るには、それ以前に自分の中にある既成概念や常識感覚を壊す必要があります。既成概念がフィルターとなって、それらを曲解したり、ただの思い込みであるように感じ、直感として素直に受け止められないことが多いのです。ネロリは身体と魂を結びつけ、外界に存在するルール意識や常識ではなく、本人の内的なあり方と身体そのものにアクセスして、それらを統合します。また生きる喜びが見出せない人に、ハイアーセルフとの結びつきを強めることで、目に見えない世界とつながっていること、そうした領域からサポートがあることを意識させ、未来に対する不安や孤独感や孤立感を解消するでしょう。

自分自身を否定し、自らを傷つける人に対しても、明るい希望と光をもたらしてくれる精油です。生まれてきたことへの肯定的な感覚を抱かせてくれるので、存在そのものを否定されて傷ついてきた人に対して、やさしくその傷を癒やし、内的な光を補い励ますでしょう。

17.パイン

［自己肯定感をもたせ、他人と自分の線引きをする］

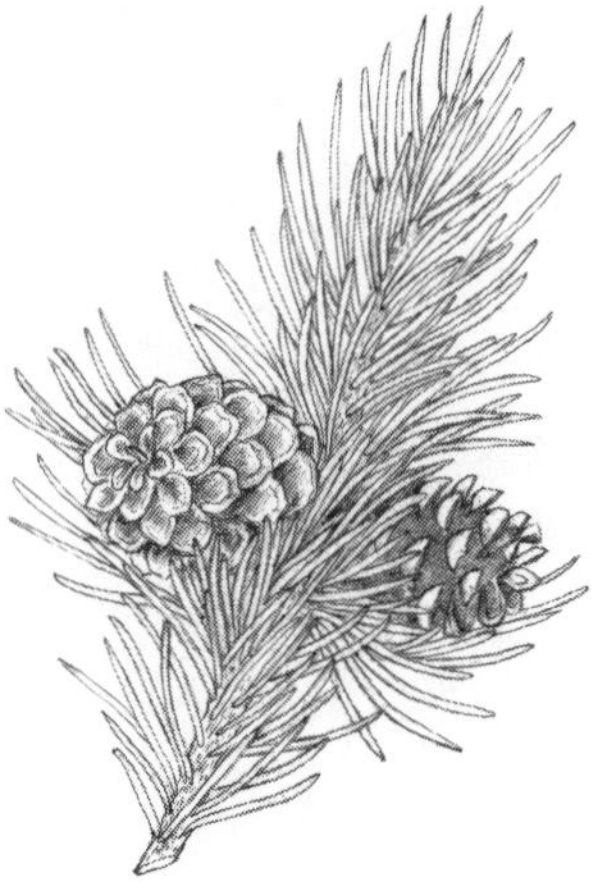

学名	*Pinus sylvestris*
科名	マツ科
抽出部位	木部
抽出法	水蒸気蒸留法
産地	フィンランド、アメリカ
主要成分	ピネン、カリオフィレン、酢酸ボロニル、酢酸テレピニル、リモネン
主な作用	**血流促進、刺激、強壮、利尿、去痰、抗感染、昇圧、鎮痛** 血流を刺激し、身体を温める。身体のうっ滞を取り除き、関節痛などの痛みを鎮める。肉体疲労・精神疲労の回復、病後の回復に。咳やのどの風邪にも。少量でもパワフルに働くため量は少なめに。

パイン

注意事項	敏感肌　高血圧　妊婦 NG
占星術	**火星（海王星）** **水瓶座・牡羊座・蠍座**

パインはマツ科のヨーロッパアカマツ（スコッチパイン）の木部からつくられる精油で、とげがあるものを火星のハーブとした古典の考え方の中から、火星に関連づけられています。血行を促進して身体を温めたり、停滞した身体の機能を刺激・強壮したり、血圧を上げたり、副腎を刺激してストレス対応力を高めたりする働きなどからも、非常に火星的な働きをもつ植物といえます。

パインは古代ギリシャの海の神であるポセイドン（ローマ神話ではネプチューン）の聖樹とされています。日本でもよく海沿いに防風林として植えられていますが、これはパイン（松）が塩害に強いため。ほかの植物は枯れてしまう海岸沿いであっても、パイン（松）だけが生き生きと成長しているのを見て、古代の人たちは、パインはポセイドンに愛されているからだと思ったのかもしれません。

精神面へは、自己肯定感をもたせ、他人と自分の線引きをきちんと引けるような強さを与えてくれます。集中力を高めてくれる精油でもありますが、きちんと自分の意志や意欲に気持ちを集中させ、そのうえで、他の人と区切りをつけるのです。これは自分という「境界」があいまいで、かつ自信がない人に有効で、火星の働きが弱く、人を押しのけることが難しかったり、つい人の要求にこたえすぎて疲弊してしまう人にはおすすめです。自己肯定感を養い、自信をつけ、自己を取り戻すようサポートするでしょう。さらに外界からの影響（対人的にも、霊的にも）を受けやすい人にもおすすめです。

18.バジル（スイートバジル バジル・リナロール）

［本質に気づき、ぶれを修正］

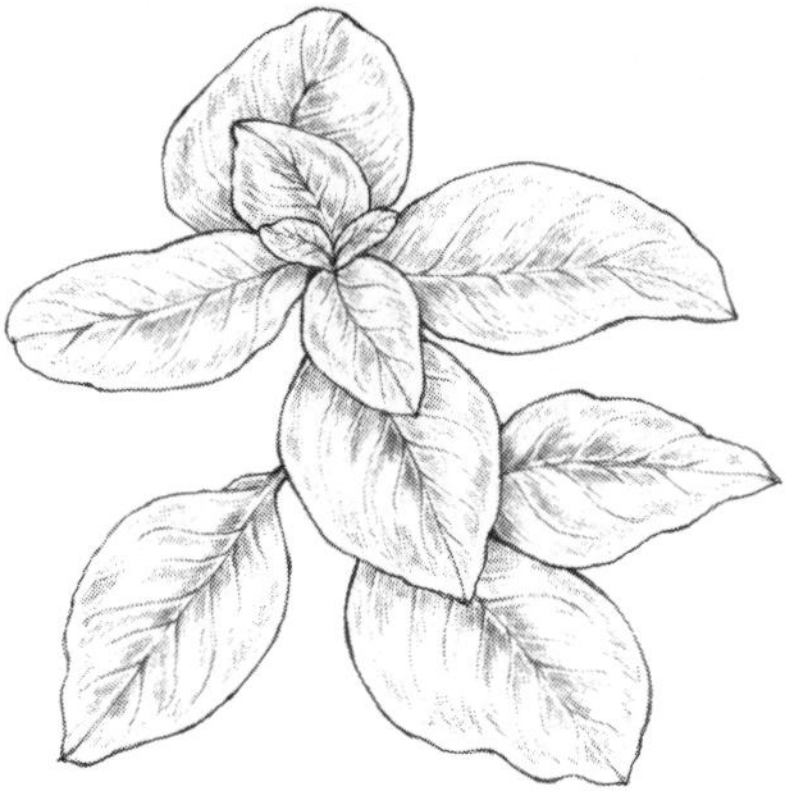

学名	*Ocimum basilicum*
科名	シソ科
抽出部位	花・葉部
抽出法	水蒸気蒸留法
産地	フランス、エジプト
主要成分	リナロール、オイゲノール、メチルカビコール、カンファー
主な作用	**抗菌、抗ウイルス、消化器調整作用、鎮痛、駆風、去痰、鎮痙、エストロゲン様作用、母乳分泌** 消化障害や消化不良に。身体を温め、発汗を促し、風邪に対応。母乳分泌を促進し、強壮して、産後の体力回復。緊張性の頭痛に。自律神経を調整し、ストレスからくるホルモンバランスの乱れや胃腸の不調に。

注意事項	敏感肌　妊婦NG ケモタイプがあり、バジルチモール、バジルメチルカビコールなどはフェノール類が多いため使用には適さない。
占星術	火星 蠍座

古い時代では悪魔の目（Evil eye）に対抗するものとして、魔除けとして用いられたようです。そもそもはギリシャ語の「王 Basileios」から名づけられましたが、怪物のバジリスク Basilisk と語感が似ているため、カルペパーは毒蛇や毒虫に刺されたときと出産時以外に使いようがない……と酷評しています。精油としては、緊張や緊張からくるストレスによいとされ、不動宮特有の過度の緊張を緩和し、身体をほどよくゆるめ、気力を回復させます。一方、ゆるみすぎているときなどに集中力を回復させたい場合などにもよいでしょう。血行促進やホルモンに対する働き、集中力をもたらす作用など、火星的な要素を有している精油です。

精神面へは、意識をはっきりと目覚めさせ、自分の核心や本質に気づくよう促します。特に何かに集中しすぎてまわりが見えなくなっているときに、自分の本質や軸となるものを改めて認識させ、そちらを意識するよう気持ちを切り替えさせます。内的なバランスを回復し、過集中ではなく必要な力を必要な分だけ使うよう気づかせてくれるのです。さらに何かの考え方や想念が頭から離れず、極端なものの見方をしてしまうような場合にもおすすめです。自分に最も必要なことにきちんと力をつぎ込み、適切な集中力をもたらすので、まわりを気にしすぎてしまったり、まわりの動向で考えや行動がぶれてしまったりするような場合にもよいでしょう。

19.パチュリー　[根源的な意志力を引き出して表現]

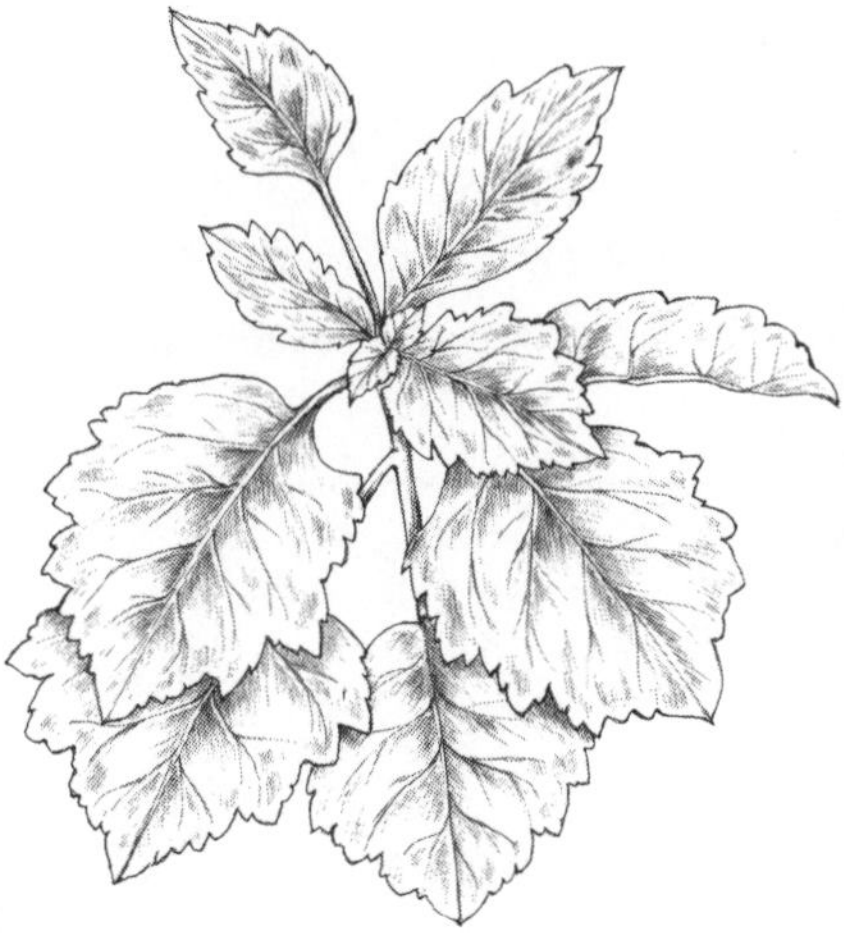

学名	*Pogostemon cablin*
科名	シソ科
抽出部位	葉部
抽出法	水蒸気蒸留法
産地	インド、マレーシア
主要成分	パチュロール、安息香酸アルデヒド、 シンナミックアルデヒド
主な作用	**消炎、利尿、細胞活性、収れん** 体液の動きを活性化し、疲労物質や痛みの原因物質の排出、むくみを緩和する。皮膚の新陳代謝をアップし、肌を引き締めるので、脂性肌、にきび、老化肌におすすめ。ストレスからくる過剰な食欲を抑える。

注意事項	少量で鎮静、多量で刺激
占星術	太陽 牡牛座

パチュリーは昔からマレーシア、中国、インドなどで薬として使われ、虫刺されや蛇によるかみ傷に対する解毒剤、衣類を虫から守る防虫剤として使用されたそうです。特にインドでは古くから、乾燥させたパチュリーの葉を布地の間に挟んで香らせる習慣があり、19 世紀頃に欧州でブームとなったインド産カシミヤショールは、パチュリーの香りがするものが本物であるという証拠とされました。パチュリーの支配星は太陽ですが、高緯度地域の人々にとってパチュリーのエキゾチックな香りは、南方の強い太陽の日差しを思い起こさせたのかもしれません。作用的には肌の新陳代謝を高めたり、炎症を鎮めるなど太陽の精油的な側面が多々見られます。

精神に対しては、根源的な意志力を引き出してさらにそれを外に向かって表現させる精油です。グラウンディングを促し、落ち着きをもたせることで、分離した生き方を解消します。個人の中の太陽を活性化し、その太陽のもつ統合力で個人の意思をまとめるのです。身体を使わないで頭だけで生きるような状況や、セクシュアルな事柄から自分を切り離すような、さまざまな分離を改善します。そして根本にある豊かな創造力を目覚めさせ、生きる力、つまりその人の中の太陽を取り戻してくれるでしょう。

20.パルマローザ

［こだわりを手放す］

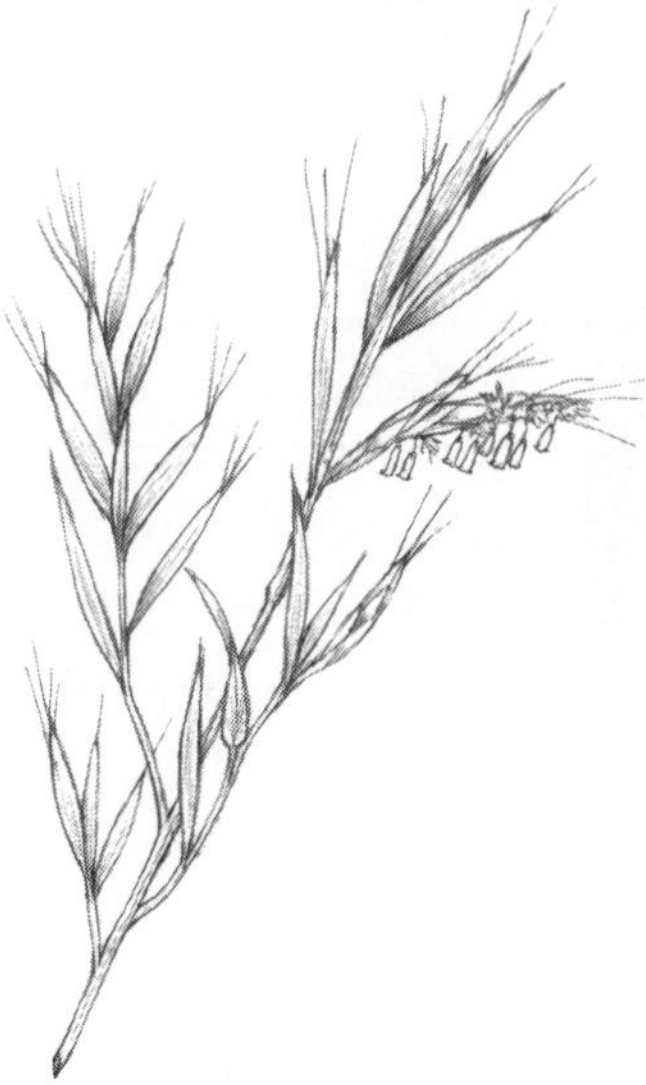

学名	*Cymbopogon martinii*
科名	イネ科
抽出部位	葉部
抽出法	水蒸気蒸留法
産地	インド、マダガスカル
主要成分	ゲラニオール、酢酸ゲラニル、リナロール
主な作用	**抗菌（皮膚）、消化器調整、免疫賦活、細胞活性** 皮膚感染症（水虫など）に。リンパの流れを促し、むくみを緩和。ウイルスなどの感染症など病後の回復を補助。皮膚の水分と皮脂を調節し、しわ予防に。
注意事項	イネ科アレルギーNG　妊婦 NG

占星術	金星 魚座

肌の新陳代謝を高め、水分や皮脂を調節し、しわを防止するなど、美容に関連するような作用と、バラに似た華やかな香りから、金星に関連づけられたのではないかと思われます。リンパの流れを促進したり（魚座）、ウイルス性腸炎（乙女座）などへの働きからみて、柔軟宮、それも魚座に関連する精油といえます。水虫など真菌類への働きも確認されていますが、足が魚座に関連していることも不思議なつながりです。

精神への働きとして、強いこだわりを流して解消することです。いわゆる手放す感覚をもたらし、感情の行き詰まりを取り去ってくれるでしょう。特に感情的なこだわりや特定の他者に対する依存など、何かに感情的に強く結びつきすぎて、それ自体がすでに痛みを伴う場合は、よい助けとなってくれるはずです。イネ科の植物に特徴的な土のエネルギーにまつわる要素と流れるような水のエネルギーをもち、身体に対しても流れを促進しつつ、内面に対してもわだかまりやこだわりを流し、手放すよう促すでしょう。金星が恋愛などにも関連することもあり、恋愛において忘れられない人がいたり、執着を持ってしまう場合にもおすすめです。占星術において、「こだわり」というものはよい意味でも悪い意味でも不動宮に関連しますが、パルマローザは不動宮の次のグループである柔軟宮的な調整力、つまり柔軟に対応する力を与えることで、不動宮によるトラブルを緩和してくれるのです。

21.ファー（バルサム）

［より大きなものと接点をもち、
必要なもの、大切なものを見つける］

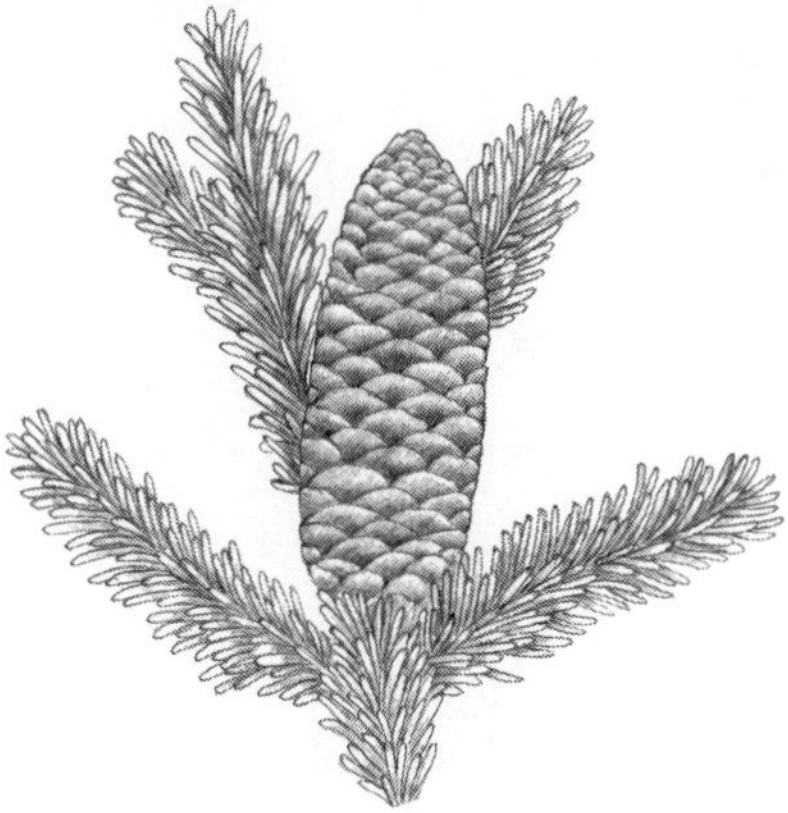

学名	*Abies balsamea*
科名	マツ科
抽出部位	樹皮
抽出法	水蒸気蒸留法
産地	北米
主要成分	αピネン、フェランドレン
主な作用	**殺菌、利尿、去痰、鎮咳、鎮静作用、神経緩和、収れん作用** 気管支炎、喘息など呼吸器の状態を緩和。喉の痛みや慢性の咳に。利尿作用と抗菌作用から、膀胱炎など泌尿器の炎症の緩和に。肌の引き締め、老化肌、脂性肌に。
注意事項	

占星術	土星 射手座

ファーには種類が多く、バルサムファー、シベリアファー、シルバーファーなどが精油として使用されています。モミの木には耐久性があるため、古来からヨーロッパで家屋の建材や、船の建造によく利用されてきました。古代ギリシャの哲学者であり、植物学者であったテオプラストスも、その著書『植物誌』の中で、建材として最も有用なものとして記述しています。呼吸器への働きは土星の精油の特徴で、風邪や呼吸器の症状を緩和しますが、利尿作用や抗菌作用から、膀胱炎など泌尿器の炎症にも利用されます。さらに病気の原因となる空気中の微生物の働きを抑えて空気を浄化する働きもあり、寒い時期には多岐にわたって使える精油でしょう。

またモミの木というと、クリスマスのイメージが強いのですが、これは古代ゲルマン人の常緑樹信仰と関わりがあるとされ、寒く厳しい冬の間も枯れることなく緑の葉を茂らせているモミの木に対して、永遠の命の存在を感じたためと言われています。

精神面への働きとして、重圧や長期的なストレスに対して、神経の緊張を解き、安定した心境に導きます。大きなもので包み込むような香りは、自然界の大いなるものへアクセスさせ、自分自身も自然界の大きな存在の一部分であることを確認させることで、心を鎮めるでしょう。さらには大きな自然の力をそのつながりの中から引き出し、気力や意欲を自分のほうへ引き込み、回復させます。何か大きなものに回帰する感覚をもたせてくれる精油ですが、特に目の前のことに追われて慌ただしく過ごすようなときに、意識を広げて人生全体を見渡すよう促したり、どことなく居場所のない感覚から不安や落胆を感じるときに、自然界とつながる土台を確認させ、安心をもたらしてくれるでしょう。

22.フェンネル ［自分の意思を自覚し、表現する］

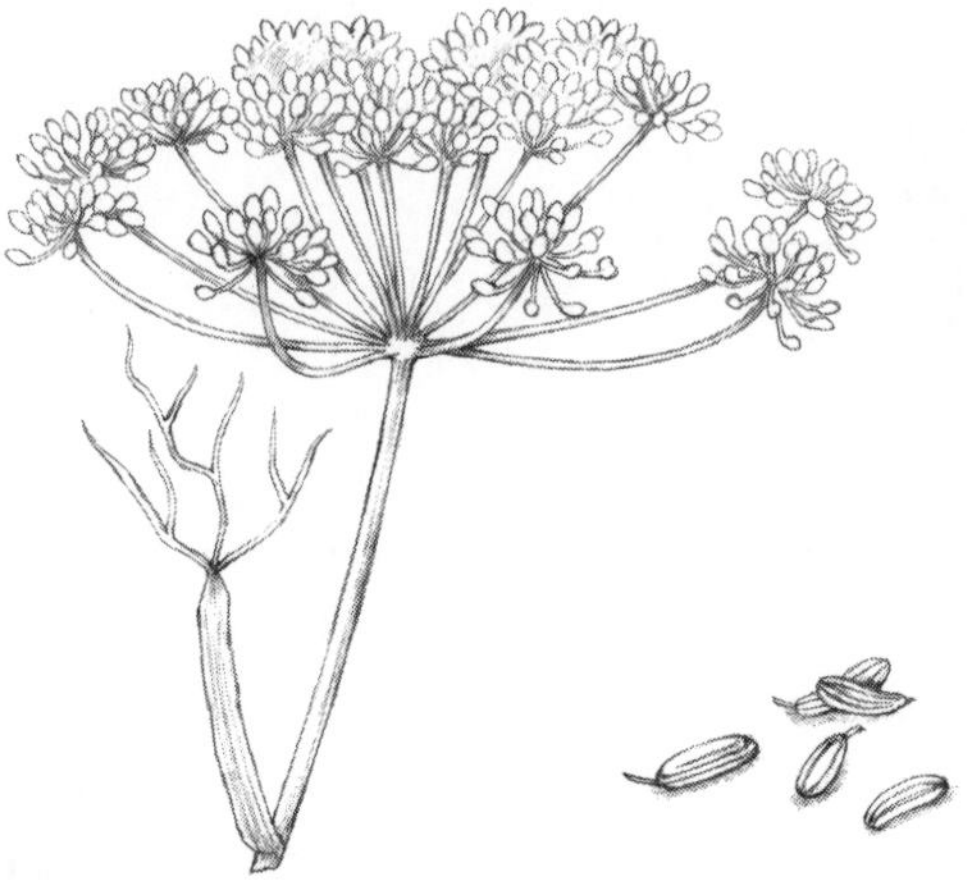

学名	*Foeniculum vulgare*
科名	セリ科
抽出部位	種子
抽出法	水蒸気蒸留法
産地	フランス、地中海
主要成分	アネトール、フェンコン
主な作用	**消化器調整、ホルモン調整、解毒、利尿** 腸のぜん動運動を促進し、鼓腸や便秘の解消、消化不良に。食欲がないときは高め、ありすぎるときには抑えるなどの食欲調整。二日酔い、ニコチンなど肝臓を刺激し、解毒。月経不順、更年期に。

注意事項	妊娠中は控える　分量控えめに 肝臓疾患の人 NG　敏感肌注意
占星術	**水星** **乙女座**

カルペパーの記述によると、水星 乙女座の精油ですが、セリ科（水星）であること、消化器に対する働き（乙女座）などから考えても適切であると感じます。解毒作用（解毒は肝臓に作用し、木星に関連）もありますが、肝毒性のあるフェノールを含むため、使用量が多いと肝臓を傷めます。こういった木星に対する拮抗的な働きから考えても符号が合います。カルペパーは、魚料理の際によくフェンネルを使用する例を挙げ、魚のもつ粘液質的な要素を取り去るからであると述べ、それは魚座に対する拮抗的な働きによると理由づけしています（魚座は乙女座の対向）。中世の頃、教会でお祈りをするときに、フェンネルの種子をかむ習慣があったそうです。陽が当たらない寒い教会の中でおなかを冷やさぬよう、Hot ＆ Dry のハーブであるフェンネルを使いますが、占星術の対応的にもフェンネル（乙女座）⇔教会（魚座）といった、対向的な図式が成り立つのです。

精神面へは自分の意思を自覚し、外に向かってそれをしっかりと表現させてくれる精油です。いい人に見られたいと思うあまり、裏腹な行動をとってしまう場合、たとえば、いやなことを押しつけられたとき、にこにこしながらもノーといえる力を備えさせてくれます。他者の意見に賛同しつつも、帰宅後に不満を漏らすような人には、その場で対抗できる意見をきちんと言える力を与えてくれるでしょう。

23.プチグレン ［異質なもの同士の手をつながせる、仲介］

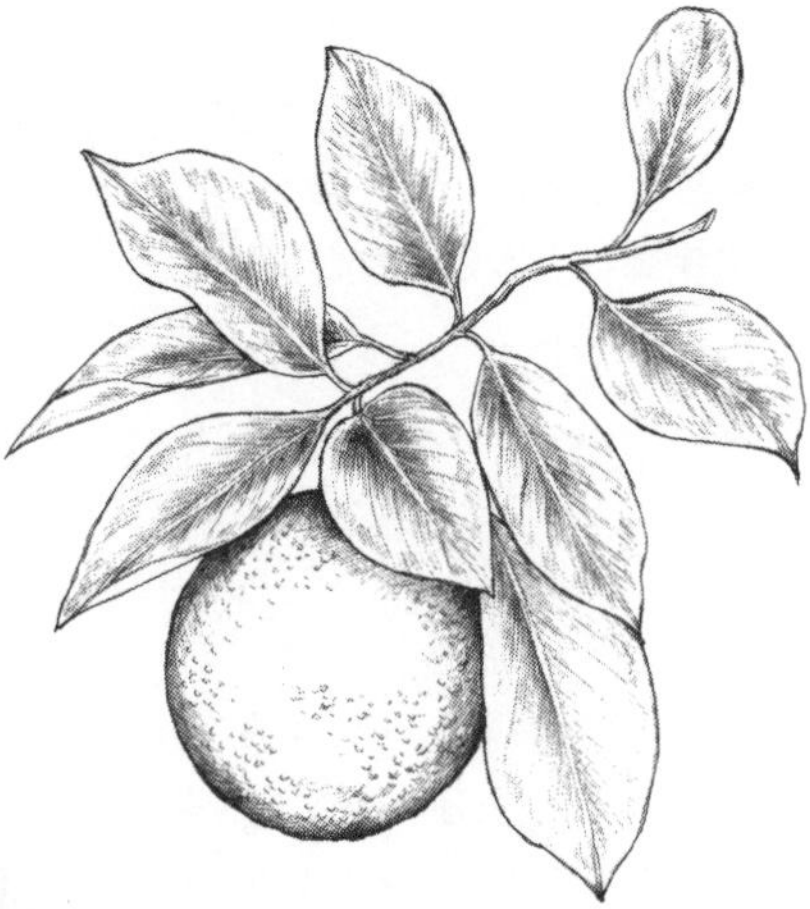

学名	*Citrus aurantium var amara*
科名	ミカン科
抽出部位	葉と小枝
抽出法	水蒸気蒸留法
産地	フランス
主要成分	リナロール、酢酸リナリル
主な作用	**鎮静、免疫賦活、抗炎症、抗うつ** 精神的なものやストレスからくる不調。季節性の体調不良やゆうううつに。皮膚組織を強壮し、弾力を回復。病後の回復、夏ばてなどに。
注意事項	

占星術	太陽 牡羊座・水瓶座

　プチグレンの名前は「小さな粒」という意味をもちます。 精油を取る際、もともとオレンジの葉ではなく、オレンジの未熟な粒のような果実から抽出されていたためです。こちらも他のかんきつ類と同様に、太陽が支配星とされています。プチグレンのもつ、抗炎症作用や疲労回復、免疫賦活といった作用も、太陽の精油に特徴的なものといえるでしょう。プレッシャーや不安から心拍数が上がることを緩和する働きもあります。これは心臓に関連する獅子座に対して、対向の水瓶座が拮抗的に働いていると考えてよいでしょう。また季節性のゆううつにもよいとされていますが、水瓶座というサインを太陽が通過する時期はまさに冬。冬期の日照時間の短さから起こるゆううつな状態に対して、光のように働きかけ、心に明るさを取り戻してくれるのです。

　精神面へは、異質なもの同士の手をつながせるような、仲介するような働きをもっています。それは単に手をつながせるというのではなく、異質さをお互いの個性として認めるように促しつつ、そこを踏まえたうえで、相手らしさ、自分らしさを大切にしながら手をつながせるのです。「他人はあてにならない」と孤独感を必要以上に募らせてしまうときにつながりを再確認させたり、他人とのつき合い方を見直させてくれたりします。他者と関わることによって、自分も新しい可能性が引き出されていることを自覚させ、力づけてもくれるでしょう。「何かをつなぐ」という点では、ブレンドの仲介にもおすすめです。さらに考えが煮詰まったときなど、客観的に物事をみていく視点を与えたり、別のところからアイデアを引き出すゆとりをもたらしてくれたりします。

24.ブラックスプルース

［自分の軸を再確認させる］

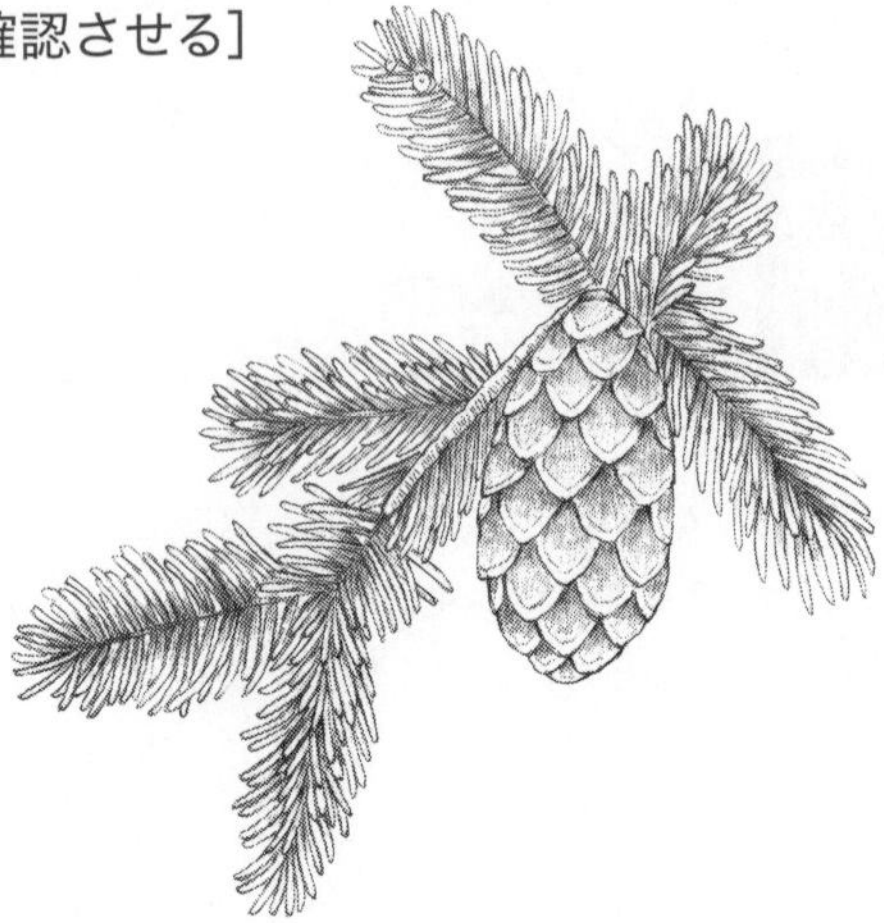

学名	*Picea mariana*
科名	マツ科
抽出部位	枝葉
抽出法	水蒸気蒸留法
産地	カナダ
主要成分	リモネン、αピネン、酢酸ボルニル、フェランドレン
主な作用	**抗菌、去痰、鎮咳、抗炎症、免疫強壮、神経強壮、ホルモン用作用（副腎）、鎮痒、鎮痛** 気管支炎や咳、風邪などの感染症に。鎮痛作用から、腰痛、筋肉痛に。コルチゾン様作用により、皮膚のかゆみを軽減。またストレスからの神経疲労に。
注意事項	幼児、妊婦 NG　皮膚刺激多少あり

占星術	土星 山羊座

ブラックスプルースはクリスマスのモミの木ともいわれる（5～7種類あるとされる）樹木の一つです。ネイティブインディアン（ラコタインディアン）は大いなる精霊との結びつきを強くするために使ったといいます。鎮痛作用があり、筋肉痛などにも利用できます。近年はアレルギー性皮膚炎やかゆみによいといわれていますが、皮膚は身体と外界との境界線（土星）であることや、呼吸器への働き（痰などの粘液＝Cold & Moistの排出を促す働き）により、土星が支配星として考えられています。ストレス耐性を高めるので、ストレスが皮膚のかゆみや呼吸器の不調といった形で影響する場合に、特におすすめでしょう。

精神への働きとして、自分の内側にある軸や神聖と感じられるものとのつながりを強化し、心身を回復させてくれます。そして、より長い時間感覚を意識させつつ、歩むべき道筋を提示します。目の前のことや日々の忙しさに振り回されるのではなく、本来の基軸がどこにあるのかを確認させてくれます。そして長い目で、広い視野をもって物事をみることができるよう意識を広げます。本当に必要な事柄に対してエネルギーを注いでいけるよう整えてくれるのです。わけのわからない忙しさに巻き込まれていたり、過労状態で力不足を感じていたりするようなとき、本来持っている力を引き出し、本当にやるべきこと、やりたいことに取り組めるよう支えてくれるでしょう。

25.ブラックペッパー ［固定観念や古い信念体系を壊す］

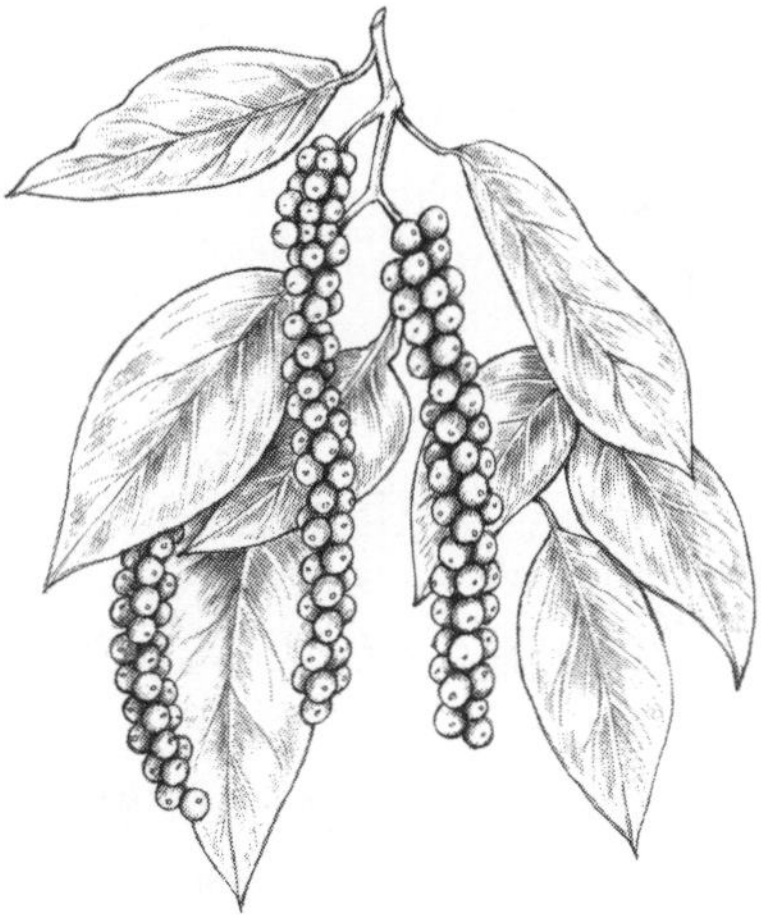

学名	*Piper nigrum*
科名	コショウ科
抽出部位	実
抽出法	水蒸気蒸留法
産地	インド、インドネシア
主要成分	カリオフィレン、サビネン、ビサボレン、リモネン、ピネン
主な作用	**強壮、消化器調整、鎮痛、加温、解毒** 血行促進。肩こり、筋肉痛の緩和に（スポーツ前に）。リウマチ、捻挫、神経痛の緩和。消化を助け、食欲を増す。下痢、胸焼け、便秘にも。免疫力アップ。新陳代謝を高める。

注意事項	刺激　妊婦、敏感肌は控える 腎臓疾患のある人は使用を控える
占星術	**火星** **牡羊座・射手座**

ブラックペッパーがもつ血行促進作用、赤血球生産作用（血液中の赤血球には鉄（火星に関連）を含むヘモグロビンがある）、加温作用、新陳代謝を高める作用から、火星の精油といわれています。過剰に使用すると腎臓（天秤座）に負担をかける点も、牡羊座の対向にあるためとも考えられます。温める働きが顕著な精油ですが、胃腸を温めつつ、ぜん動運動を促進し、消化を促す働きもあります。

ピリッとした刺激的な香りは、精神面を活性し、活力や集中力を高め、その上で固定観念や古い信念体系を壊す力をもたらします。そしてその人の中にある潜在力を引き出し、活性化してくれるでしょう。外側のルールや基準に従うのではなく、自分の内側にある感覚に対して信頼をもたせ、自力で何かをやる力を引き出すのです。自分には何もできないという感覚や無力であるという感覚を払拭したり、自分で決断できず、何かと人任せにしてしまうような心境のときにもおすすめです。また活力不足の人、何となく体が重くて動くのがおっくうになりがちな人に対しても、心の中にいろいろ詰まってしまっている感情を消化し、外へ吐き出し、思いきり動けるような行動力を与えてくれるでしょう。

26.フランキンセンス

［人としての完全性・調和した力］

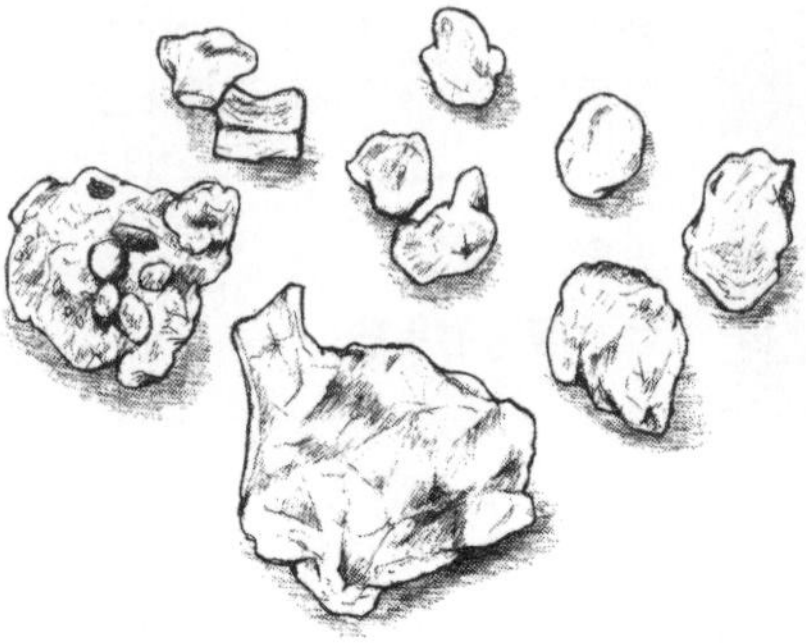

学名	*Boswellia carterii*
科名	カンラン科
抽出部位	樹脂
抽出法	水蒸気蒸留法
産地	ソマリア、中東
主要成分	αピネン、リモネン、ミルセン
主な作用	**鎮静、呼吸器系調整、細胞活性、強壮** 気道の通りをよくし、浅くなった呼吸を深く導く。喘息や過呼吸にも。皮膚の細胞活性を促し、しわや妊娠線予防に。
注意事項	

占星術	太陽 牡羊座・獅子座

フランキンセンスの樹脂を燃やすと、よい香りがし、その煙が静かに天に昇っていくことから、天にいる神を喜ばせるための捧げものの香として主に神殿などで焚かれました。樹脂は樹木の霊魂（太陽）的なものであるとみなされ、神＝太陽という認識も含めて太陽が支配星であるとされたのでしょう。聖書にもフランキンセンスは何度も登場し、キリスト生誕の際、東方の三賢者が乳香（フランキンセンス）・没薬（ミルラ）・黄金といった品を携えて来た話はとても有名です。この三つの品はどれも太陽が支配星であり、ヘロデ王の圧政にあえぐ民衆にとって、新たな時代の太陽となる人物が生まれることへの希望と読み取ることもできるかもしれません。

身体に対しては、呼吸器への働きと肌への働きが特徴的です。のどや気管支、肺などの粘膜を鎮静して咳や風邪などを緩和します。細胞促進作用があり、老化によるしわやたるみにもよいでしょう。

精神面に対して、調和の力をもたらす精油です。頭の中に光と静けさをもたらし、自分の軸となる部分を活性化させたのちに、心と身体と魂全体を統合してくれるでしょう。フランキンセンスは、さまざまなことに振り回され、ばらばらになっている精神の状態を整えてくれる最良の精油です。古代、神殿などで使われてきた聖なるものとつながる感覚は、孤独感を癒やし、環境に受け入れられていることを実感させてくれるでしょう。自分の精神性と肉体性を認識し、調和をもたらすので、何のために生きているかわからなくなっているときや忙しく慌ただしい毎日を送る人に、内的な静けさをもたらし、統合点を見出すよう促します。

27.ベチバー

［大地とつながる、グラウンディング、土台作り］

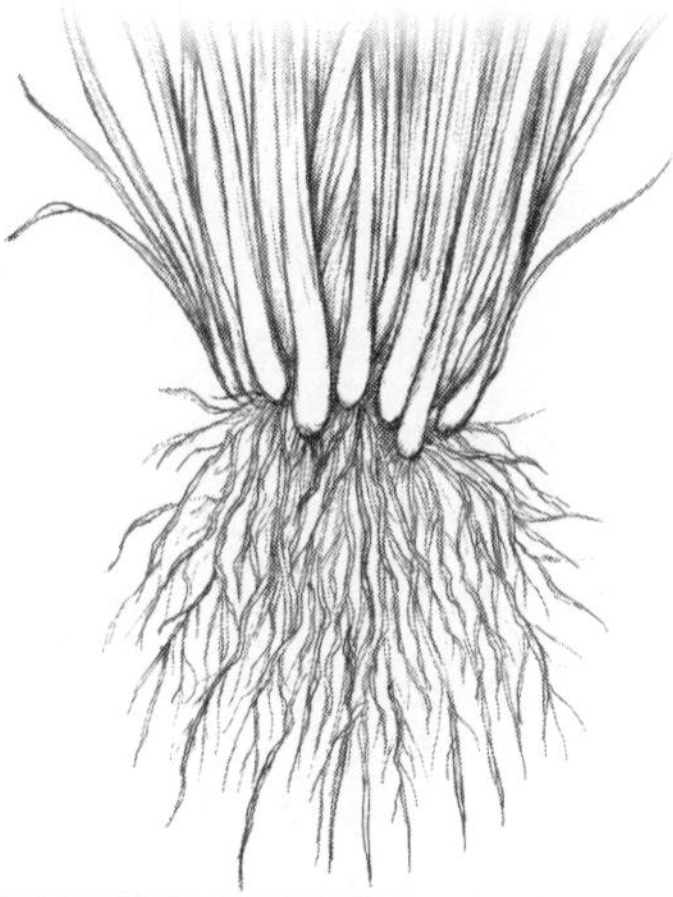

学名	*Vetiveria zizanoides*
科名	イネ科
抽出部位	根
抽出法	水蒸気蒸留法
産地	インド、インドネシア
主要成分	ベチベロール、ベチボン
主な作用	**強壮作用、鎮静作用、血行促進、細胞活性** 身を強壮し、免疫を高める。皮膚引き締め、皮脂バランスを整える。かゆみ緩和にも。関節炎の痛みを緩和。更年期の女性ホルモンのバランスを整える。精神の安定、グラウンディングに。
注意事項	妊娠初期は使用を控える

占星術	土星・(冥王星) 山羊座

ベチバーは土のエレメントに関連が深い精油です。ゆったりと落ち着いた香りが心の安定と弱った神経を回復させてくれるため、精神安定剤的な働きをもつ精油であるといわれます。ストレスに対しても、土的な落ち着いた香りとエネルギーで心身を満たし、きつい状況を一歩一歩乗り越える力を備えさせたり、ストレスからくるホルモンバランスの不調などにもよいでしょう。関節炎の痛みを和らげたり、肌に対して収れん作用、皮脂バランスの調整、かゆみの緩和などがありますが、皮膚という身体の境界線（土星）を調えたり、関節（土星）に関連する働きをもつことから、土星に関連していることがわかります。

大地とつながる感覚を呼び覚ますベチバーは、根っこをしっかりと張って、地中から水と養分を吸い上げることで植物が大きく成長できるのと同様、しっかりと大地につながり、地に足の着いた毎日を送るようサポートし、人の心や魂の成長を促します。成長や成功など、上へ上へと上ることばかり焦って、心のあり方や技能、技術の習得などの土台作りがおろそかになっているような人に対しても、気持ちを落ち着かせ、地道に歩む大切さを教えてくれるでしょう。グラウンディングや、瞑想などのときにもよいですし、日常を丁寧に過ごせるよう心身を調えたいときにもおすすめです。

安定感のある活力を与えてくれる精油ですが、さらに精神性を重視するあまり、身体の大切さを忘れてしまっている人に対して、精神と身体の間を埋めつつ、人というものが身体ももっている存在であるということに気づかせ、全体性を伴った成長ができるようサポートしてくれるでしょう。

28.ペパーミント

［工夫力、コミュニケーション能力の強化、
地に足を着けて発展していく］

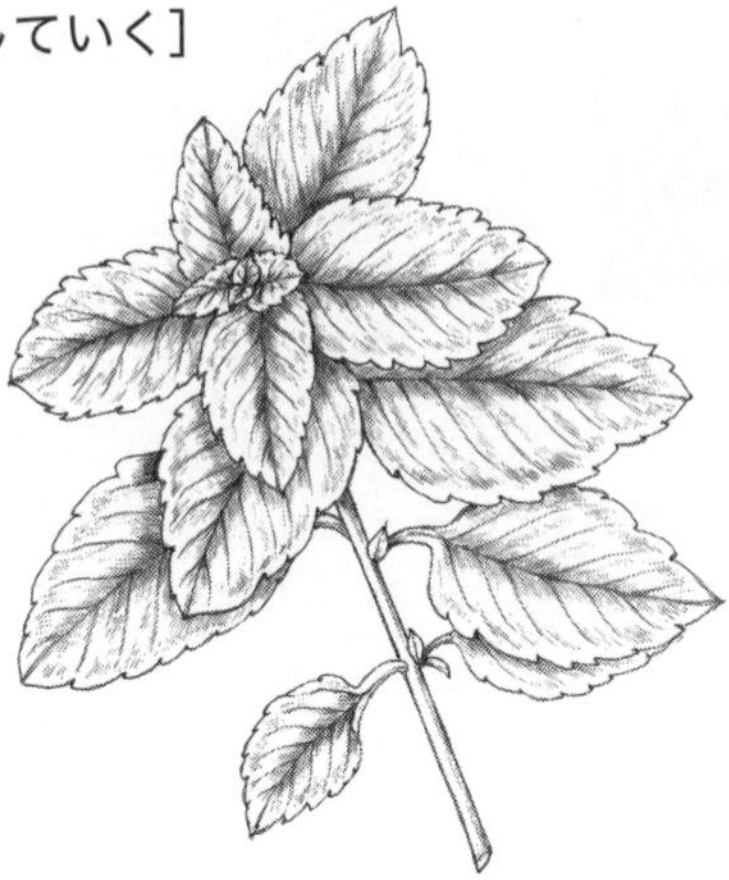

学名	*Mentha piperita*
科名	シソ科
抽出部位	葉部・全草
抽出法	水蒸気蒸留法
産地	フランス、イギリス
主要成分	メントール、メントン
主な作用	**消化器調整、頭脳明晰、体温調整、鎮痛、抗炎症、免疫賦活** 打ち身などの痛みや炎症を鎮め、血流も促す。肝臓の働きを活性。消化器の不調（吐き気、むかむか、消化不良）を緩和。上気道の炎症を緩和（花粉症などにも）。

注意事項	妊娠中と授乳期は控える　ホメオパシー製剤との併用NG　高血圧、てんかん症の人NG
占星術	水星・金星 双子座

カルペパーはミントの支配星を金星としました。これは、ミントには30以上の種類があり、その中のいくつかに性的興奮を促すという伝承をもっていたり、月経不順の緩和に処方されたものがあったりしたためでしょう。ミント類の一種であるペパーミントは、消化器調整や意識をはっきりさせる作用があり、金星的な要素よりも水星的な側面が認められます。繁殖力が強く、ランナーと呼ばれる茎をのばし、すさまじい早さで拡大していきます。容易に交雑するのも特徴で、このような強い拡散力（伝搬力）や、交雑のしやすさ（こだわりのなさ）などを考えても、水星や双子座が適しているでしょう。

ペパーミントは、工夫する力やコミュニケーション能力を高め、ほどよく地に足をつけ、発展していくようサポートします。自分の考えにこだわらない姿勢を教えてくれるので、いろいろ考えすぎて煮詰まっているときに爽やかな風を送り、新しい視点をもたらすことで、解決ポイントを見出すよう支えます。さらに身体は動かず、頭ばかりがぐるぐる回るような状況（たとえばデスクワークばかりというようなとき）、食べ過ぎ、甘いもののとりすぎや食べ物に関する偏りがある場合にも、気の偏りを解消して、状況を打開してくれるでしょう。

29.ベルガモット ［明るく朗らかな光・前向きに生きる］

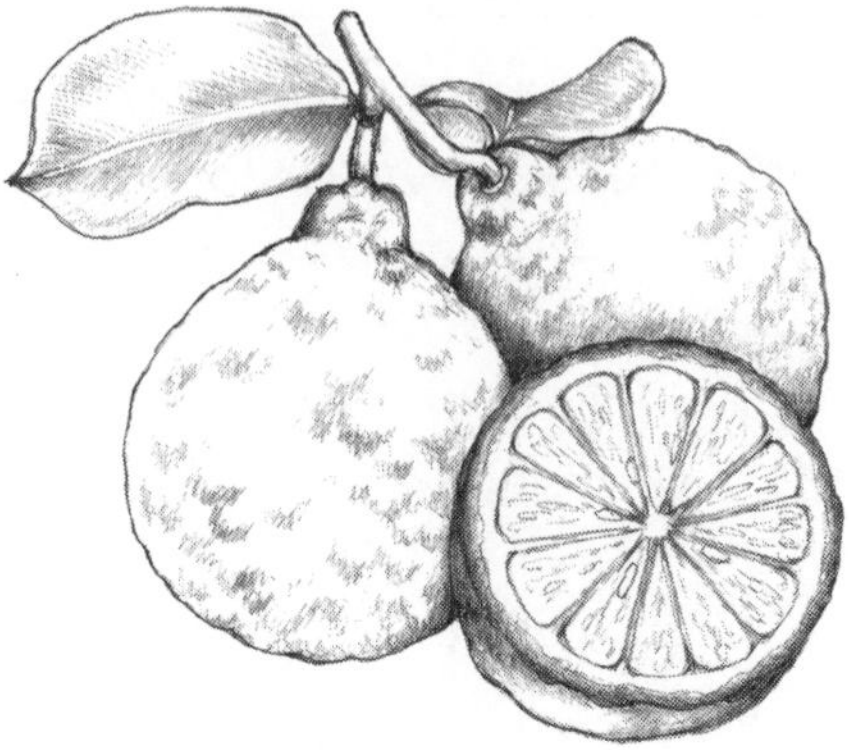

学名	*Citrus bergamia*
科名	ミカン科
抽出部位	果皮
抽出法	圧搾法
産地	イタリア
主要成分	リモネン、酢酸リナリル、リナロール、ベルカプテン
主な作用	**抗菌、消化器調整、鎮静作用、高揚作用** 呼吸器、泌尿器の感染症に。精神的なストレスからくる消化器系の不調に。視床下部の働きを整え、自律神経、免疫系などのバランスを回復。
注意事項	光毒性

占星術	太陽 射手座（獅子座）

ベルガモットは、他のかんきつ類と同様に、太陽に関連する精油です。抗うつ作用は占星術的にはうつ状態と土星が関連づけられており、土星に対して太陽が対抗的に働いているためです。呼吸器（双子座）への働きや消化器（乙女座）を整える作用は、柔軟宮に特徴的な精油とはいえ、対抗性の観点から射手座や木星との関連も示唆できます。さて、ベルガモットは、高揚作用と鎮静作用がある点がとても面白い精油です。これは火の要素としての高揚と、神経（水星）の緊張を緩和し、気持ちをゆるめる（土星）ことから、射手座に関係のある精油であるとみてもよいでしょう。緊張を緩和し、明るくリラックスしたムードをもたらすベルガモットは、とても射手座らしい精油といえます。

精神面へは、明るく朗らかな光を心に備え、前向きに生きることに関連しています。それはある意味、自分に対する肯定感を抱くということ。自分の内側に光があることを再確認させ、それを無理のない形で引き出してくれるのです。ほどよくリラックスしつつ、自分のよいところに光を当てる手伝いをしてくれる精油です。自身に対する悲観、絶望感、将来性のない感覚をなだめ、気持ちを上向きにしてくれるでしょう。悲観的になり、自分で自分の未来を閉ざすような状態に対し、明るい光を投げかけ、穏やかに意欲を引き上げ、未来へ目を向けるよう促します。

30.ベンゾイン

[深い悲しみの淵から引き上げ、心を温める]

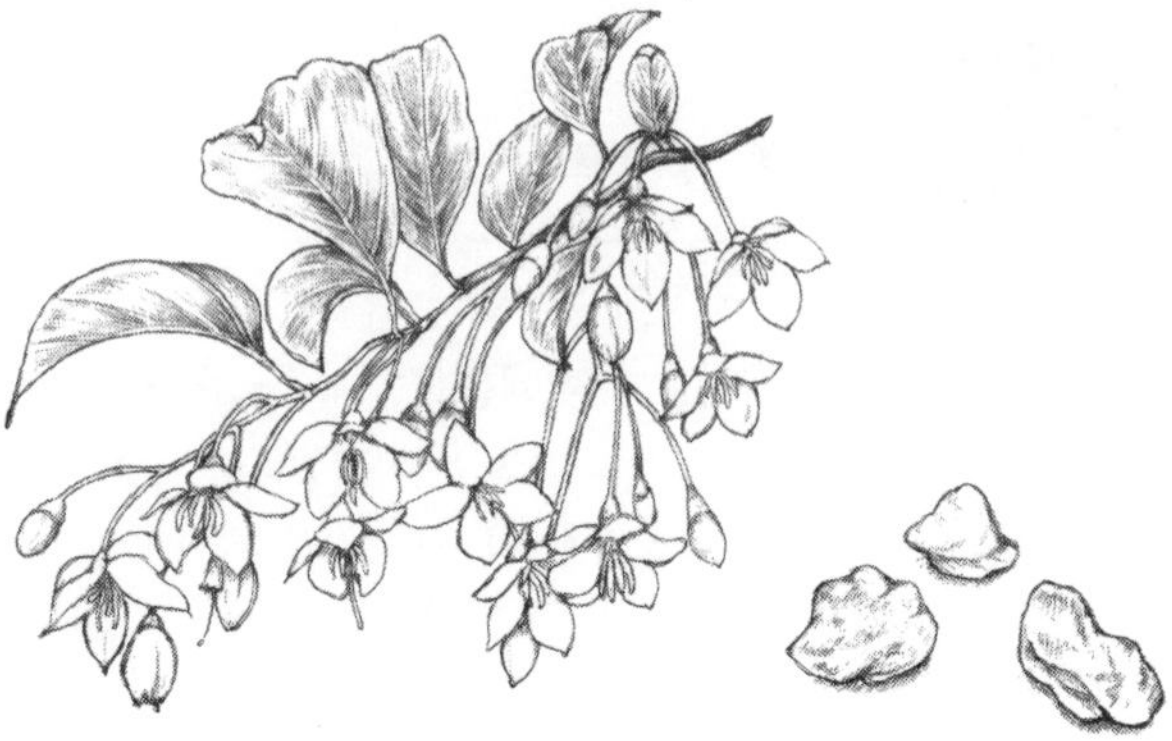

学名	*Styrax benzoin*
科名	エゴノキ科
抽出部位	樹脂
抽出法	溶剤抽出法
産地	スマトラ、タイ、ジャワ
主要成分	安息香酸エステル、桂皮酸エステル、バニリン
主な作用	**抗炎症作用、収れん作用、去痰、鎮静作用、利尿作用、強心作用** 深い呼吸を導き、血行促進し、体を温める。咳を鎮める。ひび割れ、あかぎれに。乾燥し、ハリのない肌や、乾燥からくる小じわに。精神的なストレスや不安からくる消化器症状に。緊張緩和。
注意事項	妊娠初期は使用を控える

占星術	太陽 双子座

ベンゾインは、古代から薫香に使われてきました。「修道士のバルサム」ともいわれ、揮発速度が遅いため、現在では香水の保留剤としても使われています。あかぎれなど抗菌作用・抗炎症作用・皮膚の保護作用から、乾燥を伴い、炎症を起こした肌を優しく保護して癒やします。抗菌作用や抗炎症作用は太陽の精油に特徴的なものですが、ベンゾインには強心作用もあり、心臓の支配星である太陽がここでも関係しています。咳を鎮め、深い呼吸をもたらすなど、呼吸器への働きもしますが、呼吸器は双子座に関連する部位であるのと、緊張から肩（双子座）や首（牡牛座）がかたくなるようなとき、甘い香りで緊張をゆるめるとともに、血行を促進して、肩こり・首こりを緩和することなどから、双子座に関連があるとされました。

精神に対しては、深い悲しみの淵から引き揚げ、自信をもたせてくれるでしょう。慈愛に満ちた温かい香りは、深く沈み込み、慟哭《どうこく》の中にいる人に対し手を差し伸べ、引き上げ、そして自信をもたせる働きがあります。ただ単に慰めるだけではなく、癒やして最終的に力づけるような部分は、太陽らしいあり方。太陽は自信や自尊心に関連する天体で、こうした部分を傷つけられることによって落ち込み、悲しみ、失望するようなときに、心の傷を癒やし、自分への信頼を回復し、元気づけてくれるでしょう。

31.マートル

［問題解決への勇気、手近なところから問題に取り掛かる視点］

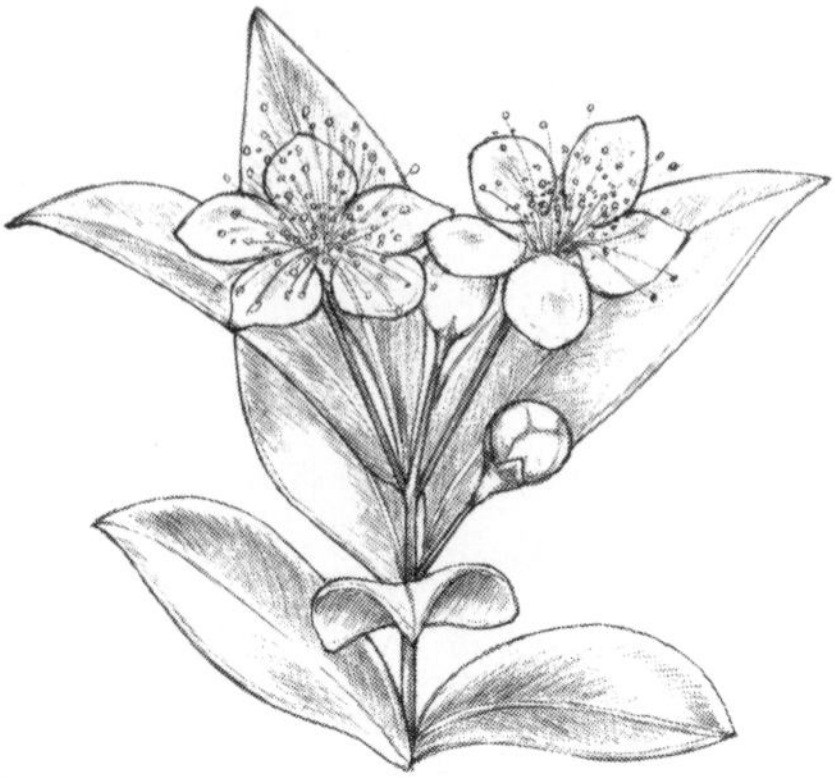

学名	*Myrtus communis*
科名	フトモモ科
抽出部位	葉
抽出法	水蒸気蒸留法
産地	チュニジア、モロッコ、スペイン
主要成分	1,8 シネオール、αピネン、リモネン、ゲラニオール、リナロール、ネロール、酢酸ミルテニル
主な作用	**去痰作用、鎮静作用、強壮作用、抗感染作用、収れん作用** 深エステル類が多めで、すっきりしているが、リラックスできる特性。咳などの際、子どもや老人によい。脂性肌、ニキビ、おできなどにも。皮膚の修復に。泌尿器・生殖器の浄化、強壮も。

注意事項	
占星術	水星・金星 乙女座

マートルは古代エジプトでは繁栄の象徴と見なされ、古代ギリシャでは愛と美の女神アフロディテに捧げられた植物でした。ディオスコリデスは、ワインに漬けたマートルは肺や泌尿器感染によいと記述しており、泌尿器や美の女神が金星に関連するために、金星の植物とされました。ただ一方で、肺などの呼吸器に対してもよい働きをすることから、気管支にまつわる水星を支配星とする説もあります。肌に対しても皮膚を収れんし、抗菌作用もあることからニキビ肌にもよいでしょう。老人にも子どもにも使える穏やかさとさまざまな部位を清潔に保つ働きもあることから、乙女座に関連づけられたのかもしれません。

精神への働きとして、問題解決への勇気を与え、手近なところから問題に取り掛かる視点をもたらしてくれます。現実や現実に起こっている問題に対峙する勇気と精神力を与え、それを乗り越えられるよう支えてくれます。さらに手近で具体的なところから問題に取り掛かるよう促し、一つ一つ丁寧にその糸を解きほぐしつつ、解決へと導くサポートをしてくれるでしょう。難しい案件を目の前にし、不安や心配が先に立ってしまい、問題解決への具体的な手立てに着手できない心境になっているときに、とてもよい精油です。

32.マジョラム（スイート）

［純粋な感覚、
閉じつつも内側を温めて育む］

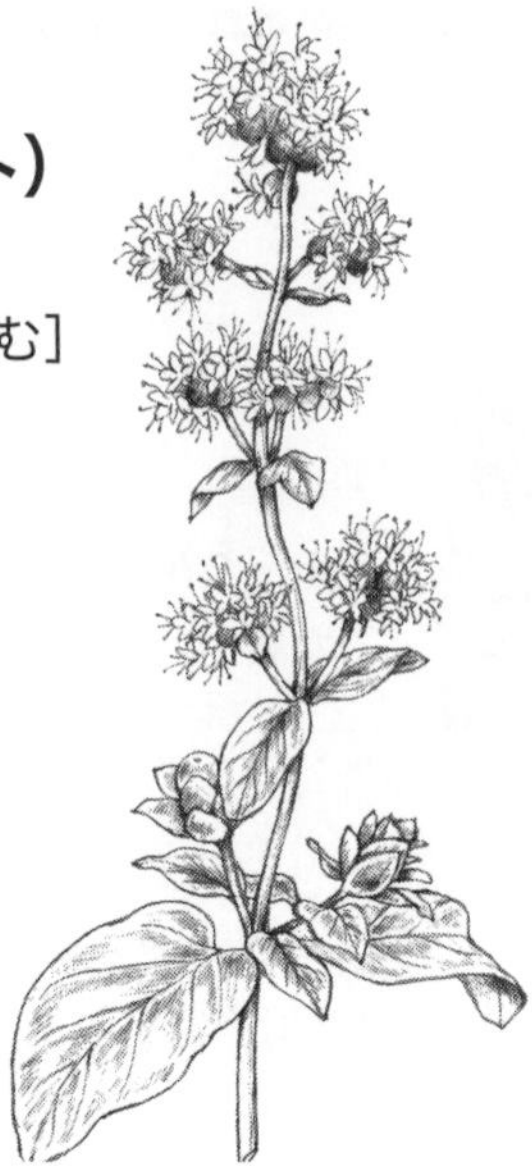

学名	*Origanum majorana*
科名	シソ科
抽出部位	葉・花全草
抽出法	水蒸気蒸留法
産地	フランス
主要成分	テルピネン 4 オール、テルピノレン、リナロール
主な作用	**鎮痛、鎮静、加温、消化器調整、降圧** ストレスによる自律神経の乱れから来る不調に（消化器系、冷えなど）。加温＆緩和作用により、体液循環・血行促進で、肩こり、不眠、便秘などに。 消化不良、胃痛などにも。リウマチや関節のこわばりに。
注意事項	使用量が多いとまひ作用　妊娠初期は使用を控える

占星術	水星 牡羊座・魚座

愛の女神アフロディテがマジョラムをつくったとされています。古代ギリシャ人はマジョラムを、けいれん・まひ性の中毒に対する薬剤として使ったり、香料・化粧品などとして広く使ったりしたようです。古代エジプトではオシリス神に捧げられたといわれています。バンクスのハーバルによると、マジョラムの性質は2度のHot & Dry。カルペパーは脳によいハーブとし、記憶に関連する水星と頭に関連する牡羊座からその支配星を水星・牡羊座と記述しています。冷えから来る頭痛や胃痛、胸の病気、肝臓・脾臓の閉塞、子宮の不調などにも、それらを温めて緩和する作用があると述べています。さらに舌の炎症を消散させることで、言語障害の治療を促進するという記述もあり、これは牡羊座（頭部）の水星（言語能力）に関連づけた働きであると考えられます。温める働きが顕著で、Warming Oilとも呼ばれ、ティスランドは心臓に対する特別な加温作用があると記しました。

精神への働きとして、純粋な感覚を思い起こさせ、自分自身の内側を温めて育む働きをもたせます。純粋な自分自身をその内面によみがえらせることで、内的な意欲や勇気を育て、気力をチャージしてくれるでしょう。また深い悲しみに立ち上がれない感覚、与えられていないという感覚に対して、自分の内側に立ち上がる力や、すでに力を持っている実感を呼び覚まし、それらを癒やし、解消します。恋愛や親子関係の問題で愛されていないという感覚を慰め、自ら与える力を持つものであることを目覚めさせるでしょう。

33.マンダリン ［親密さの中で心を癒やす］

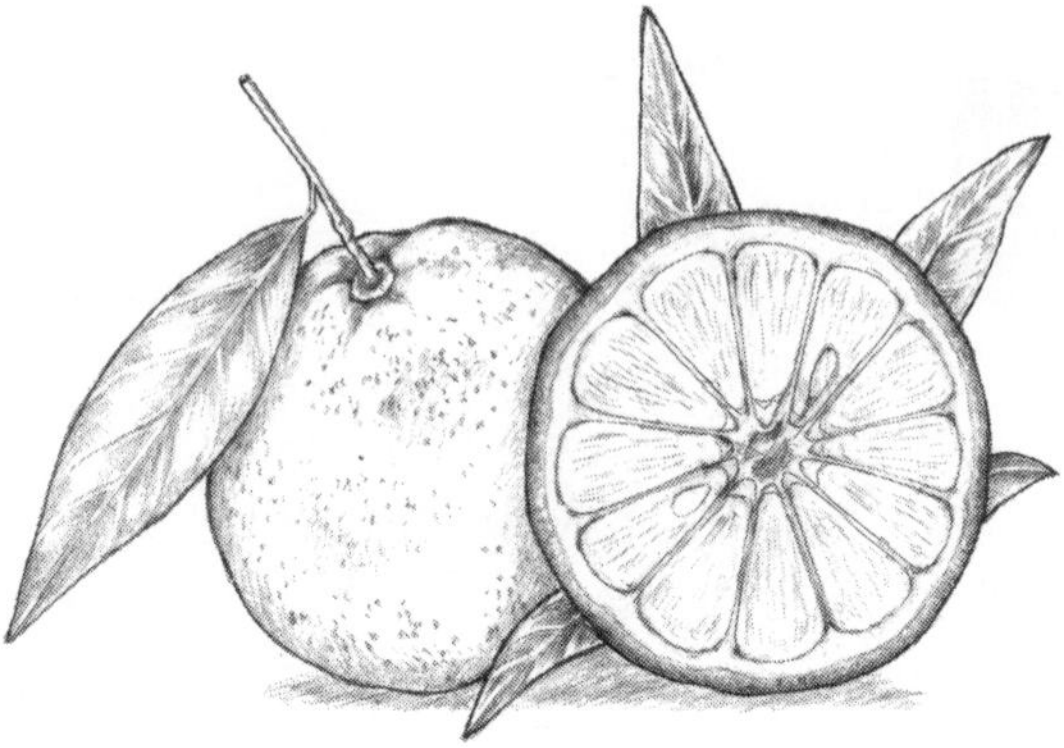

学名	*Citrus recticulata*
科名	ミカン科
抽出部位	果皮
抽出法	圧搾法
産地	イタリア、ブラジル
主要成分	リモネン、テルピノレン、テルピネン、 アントラニル酸メチル
主な作用	**抗うつ、強壮（肌）消化器調整、利尿、細胞活性** 真皮を強化しつつ柔軟性を高めるため、妊娠線予防や皮膚軟化に。 肝機能を高め、消化酵素の分泌を刺激。消化器に対してはその他、健胃、胆汁分泌、緩下を促す。落ち込みからの食欲減退にも。

注意事項	
占星術	**太陽** **蟹座**

かんきつ類であることから太陽が支配星とされていますが、不安を鎮め、心を落ち着かせる働きから蟹座にも結びつけられています。働きが穏やかで、子どもに使いやすい精油ですが、特に居場所がない、落ち着く場所がないというような不安を緩和します。親密さを感じさせる甘い香りで心を癒やし、甘く許された空間の中で、心の基盤的なものを回復させていくことができるでしょう。心的な問題が食欲や食に関連した形で出てくるトラブル（拒食症、過食症、過食嘔吐、胃痛や下痢、便秘など）を伴う場合にも有効な精油です。ストレスからくる食欲減退や消化不良にもよいでしょう。かんきつ類ですが、光毒性はないため、安全に使える精油でもあります。

マンダリンは安全と感じられる居場所があることを認識させつつ、人の心を温め、癒やし、勇気づけてくれる精油です。甘くやわらかな香りは、温かな愛情と守られている感覚をもたらしてくれるので、幼少期に家族とよい関係を築けず、傷つけられた経験がある方に対して、穏やかなエネルギーを注ぎ、安心しつつ人生を歩んでいけるよう、心的なエネルギーをチャージしてくれるでしょう。インナーチャイルドの癒やしにも効果を発揮します。さらに子どもが怖がったり、不安がったりするようなときや、かんしゃくを起こしてしまう場合などにもおすすめです。

34.ミルラ ［自分の核心に戻って根源的な力を得る］

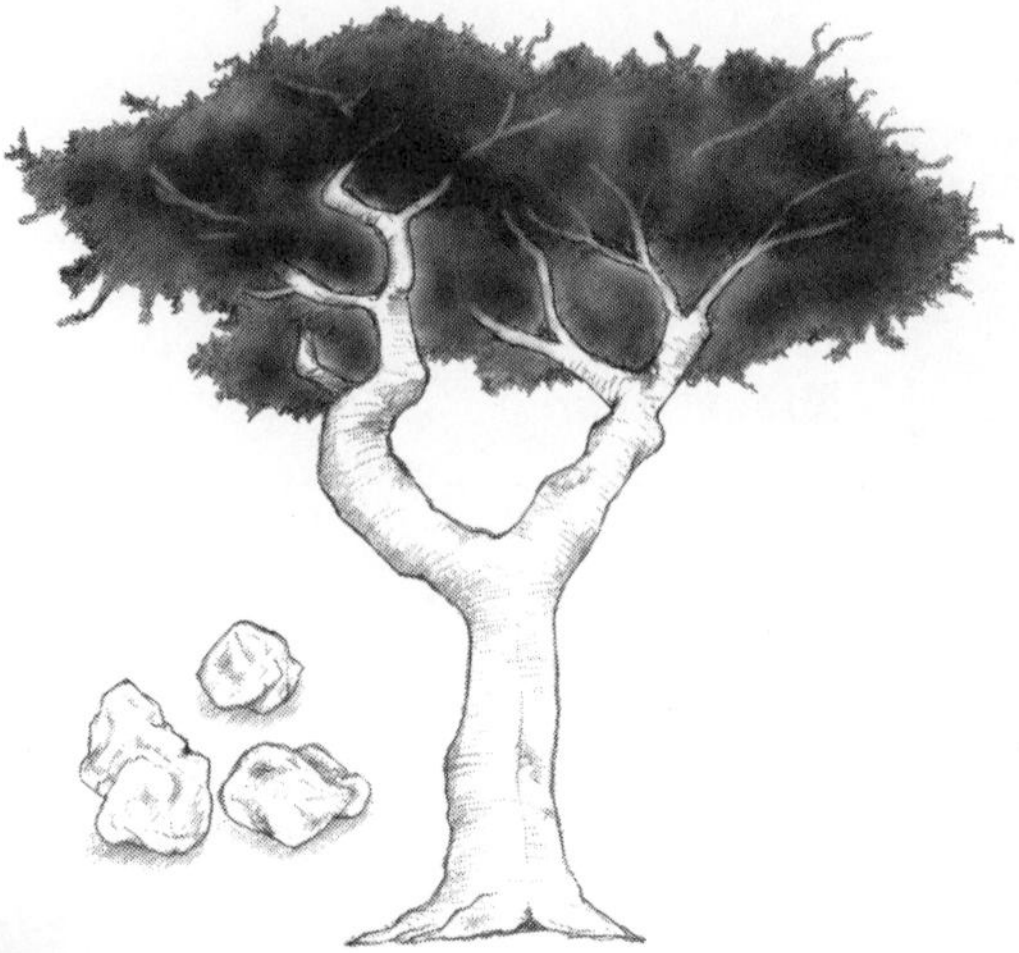

学名	*Commiphora myrrha*
科名	カンラン科
抽出部位	樹脂
抽出法	水蒸気蒸留法
産地	ソマリア、中東
主要成分	クルゼレン、クルゼレノン、エレメン、ピネン、カジネン
主な作用	**抗菌、免疫賦活、鎮静、去痰** 口の中の細菌の繁殖を抑えるため、歯肉炎や口内炎に。ホルモンバランスを整える。咳を伴う風邪に、咳を鎮め、白血球を活性し、回復を促す。傷の治りを早める。
注意事項	妊娠初期は使用を控える

占星術	木星・太陽 山羊座・魚座

ミルラの木の樹脂を水蒸気蒸留法で蒸留した精油です。古代エジプトでは、その防腐作用からミイラをつくるときに使われた話は非常に有名ですが、そのほかにも古代エジプト人は、太陽を崇拝する儀式でミルラを燃やし、神への祈りを捧げたといいます。キリスト誕生時に東方の三賢者が贈ったもの、ミルラ（没薬）・フランキンセンス（乳香）・黄金はすべて太陽を支配星としています。免疫賦活作用や抗菌作用は太陽の精油に特徴的ですし、樹脂そのものが樹木の霊魂（太陽）としてとらえられているような点からも、太陽の精油と考えられそうです。宗教性に代わる樹脂であることから、木星（宗教性）に関連づけられていることもあります。

精神面に対して、自分の核心に立ち戻って、根源的な力を得ることを促します。それは再生も意味しており、自分の本質的な部分に触れることで、いつでもどこでも自分らしさに立ち戻ることができるよう、サポートしてくれるでしょう。特に困難や大きな変化がやってきたとき、本質を確認しつつ前進することを促し、結果的に成長をもたらすのです。本質に焦点を当てることにより、自分のやってきたことがもう古いものであること、必要ではないことを認識させ、移行を速やかに進めてくれます。こうした移行期における魂と感情と肉体のぶれを調和させ、霊性から得られた直感を現実のものとできるよう、エネルギー全体を調えてくれるでしょう。

35.メイチャン ［自信を取り戻し、自分の意思で動く］

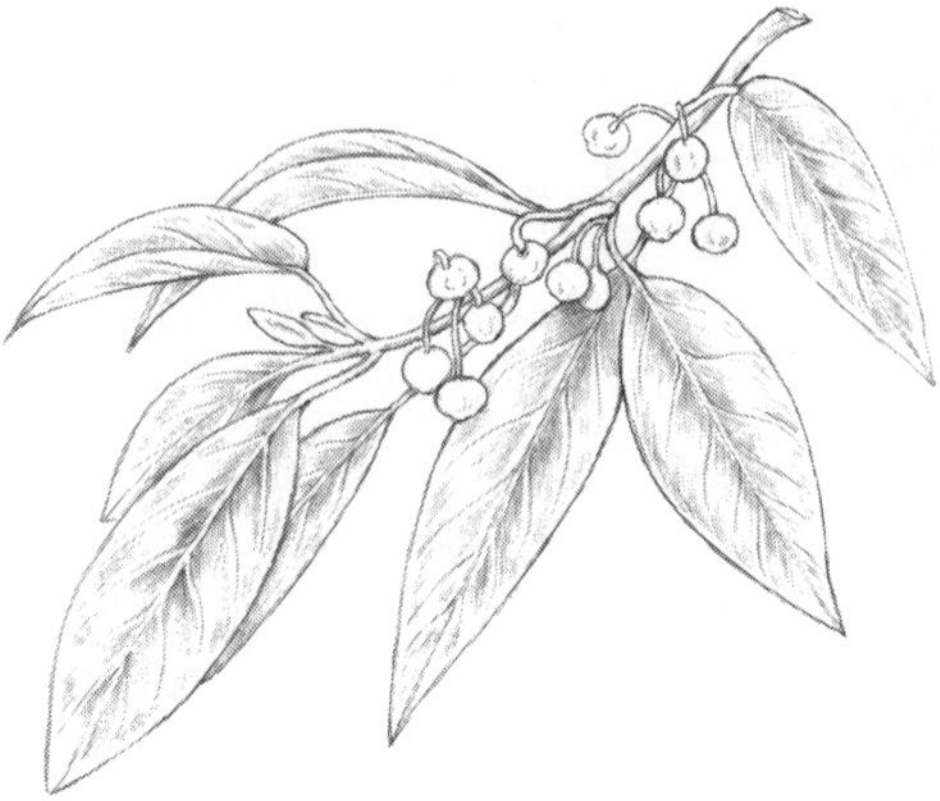

学名	*Litsea cubeba*
科名	クスノキ科
抽出部位	実
抽出法	水蒸気蒸留法
産地	マレーシア、中国
主要成分	ネラール、ゲラニアール、リナロール、ゲラニオール
主な作用	**免疫賦活、鎮静、降圧、強壮、消化器調整、昆虫忌避** 身体を強壮し、免疫賦活するため、身体や心が弱っているときに。咳や喘息など、呼吸器の不調に。食欲不振、消化不良、鼓腸、吐き気などにも。収れん作用により皮脂分泌を抑えるため、脂性肌のケアに。

注意事項	敏感肌 NG
占星術	太陽 射手座

メイチャンにはリツェアクベバ、リトセア、チャイニーズペッパーなどの別名があります。精油は木の実から採取されますが、原産地の中国でもこの実は料理の香りづけに使われてきました。心臓や循環器の働きを整え、気力を高める働きから太陽の精油とされています。さらに免疫力を高め、気管支などへの作用による柔軟宮との関連性と、強壮作用・高揚作用など内的な火を高める働きをもつため、射手座の精油ともされます。咳などについて、呼吸器は双子座に関連しているため、双子座部位へ対向側から調整する働きをもっているとみなしてよいでしょう。

精神面への働きとして、自信を取り戻し、自分の意思で動くよう働きかけます。メイチャンの香りはレモングラスの香りと似ていますが、レモングラスは体液を循環させ、メイチャンは気を循環させる働きがあります。落ち込みや悲しみなど、特定の感情が重すぎて動けないという心境のときに。停滞を循環させて、エネルギーを満たしてくれるでしょう。他者との交渉やぶつかり合いのとき、なんとなく相手の要求に押されてしまったり、人の言うことがいちいち気になって、その言動に振り回されてしまったりするときに、太陽を活性化させ、自信を取り戻し、そこから自分の意志で物事を決定し、行動に移す力をもたらします。

36.メリッサ

［気持ちをゆるめ、
明るいものに目を向ける］

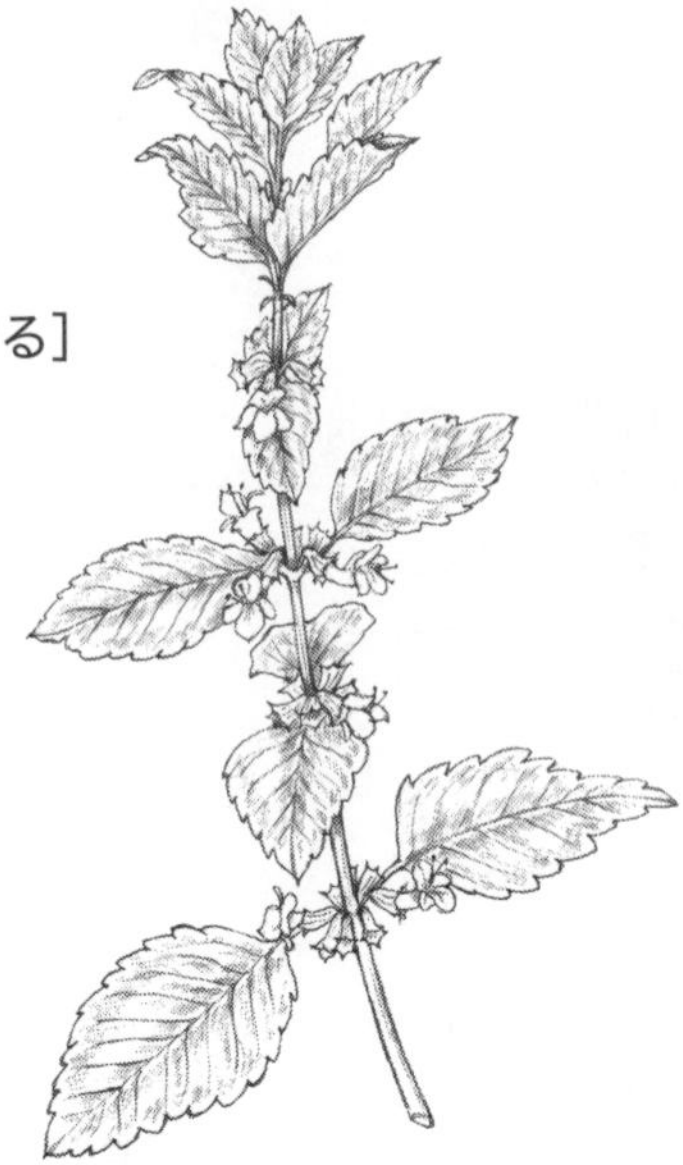

学名	*Melissa officinalis*
科名	シソ科
抽出部位	葉部・全草
抽出法	水蒸気蒸留法
産地	フランス・イギリス
主要成分	ゲラニアール、ネラール、シトロネラール、リナロール、ゲラニオール
主な作用	**鎮静、抗アレルギー、消炎、抗菌、抗うつ** 精神的な興奮やストレスからくる消化器の不調やアレルギーに。自律神経の乱れからくる動悸、高血圧、心的パニック、不眠、過呼吸、頻脈などにも。神経過敏状態を緩和し、ショック、パニック、ヒステリーにも。

注意事項	皮膚刺激　妊婦控える
占星術	月・木星 射手座

11世紀のアラビアの医師アヴィセンナ（イブン・スィーナー）は『医学典範（カノン）』において、「メリッサは心を明るくし陽気にさせる。さらに生気を強める」と記しました。パラケルススは人をよみがえらせる妙薬として重要視し、「生命のエリキシル（万能薬）」と呼んだようです。アヴィセンナは身体から黒胆汁を追い出し、その動きを活性化すると述べています。黒胆汁は占星術で土星に関連することもあり、土星に対する反感作用を利用して、黒胆汁の勢いを抑える働きがあることから、木星に関連づけられています。循環器にまつわる自律神経への調整作用（不整脈や動悸の緩和など）もあることから、獅子座に関連があることが示唆されます。

精神面に対して、明るいものに目を向けるよう心を促します。顔を上げ、光が降り注いでいること、そして、光に気づくようサポートするのです。黒胆汁過多からくるゆううつを払拭し、土星の効き過ぎから来るゆううつ感やうつ状態を改善するといわれます。そして、身体の中の気を流して循環させ、もう一歩も動けない、うつむいたまま動けないという心境や状況に対して、光の差す方向を見るように促し、顔を上げるよう心を支えます。どうしてよいかわからず動けない状況にある人や、仕事やトラブルにより緊張が極限に達している人にとっても、ひとさしのまっすぐな明かりのように、穏やかに染み込み、気持ちをゆるめてくれるはずです。

37.ヤロウ

［オーラプロテクター、
守られている実感］

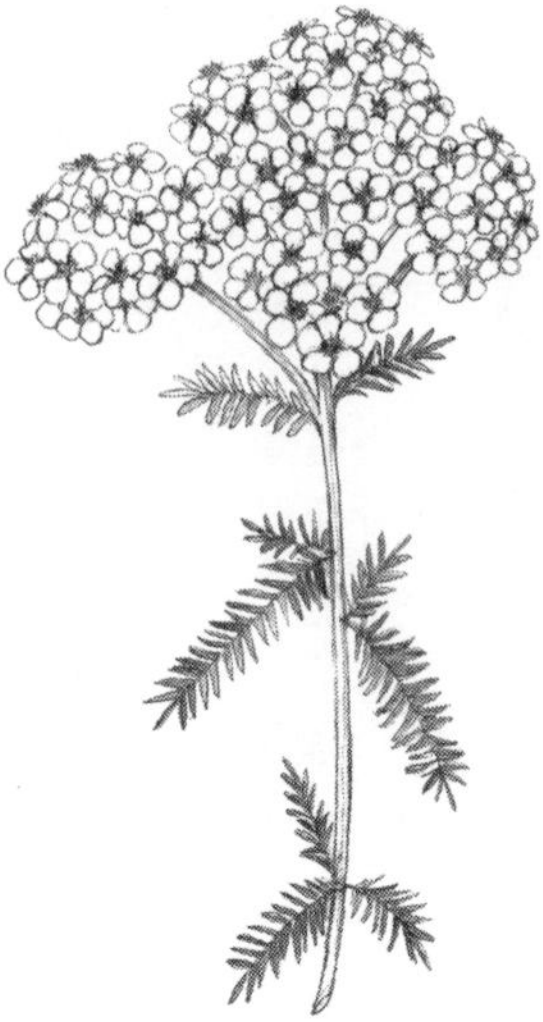

学名	*Achillea millefolium*
科名	キク科
抽出部位	花先端部
抽出法	水蒸気蒸留法
産地	アメリカ、ヨーロッパ
主要成分	カマズレン、パラシメン、サビネン、ミルセン、カンファー
主な作用	**ホルモン様作用、鎮痛作用、解毒作用、抗菌作用、抗炎症、消化器調整** 止血、殺菌作用による傷の修復。静脈瘤や痔などにも。ホルモンバランスを調整し、生理不順、生殖器の不調、更年期に。消化器を整え、食欲を回復させる。
注意事項	敏感肌、妊婦 NG、てんかん症の人 NG

占星術	金星 蠍座・蟹座

学名のアキレアは、ホメロスの『イーリアス』に登場する勇者アキレスにちなんでつけられたといいます。アキレスの槍は殺す力と癒やす力の両方を兼ね備えていたという伝説があるのと、アキレスがトロイ戦争の際にヤロウを用いて血止めをしたといういい伝えによるものです。古来からヤロウはけがを癒やし、止血に使われましたが、けがや流血は占星術的に火星に関連することから、火星と拮抗する関係をもつ金星が支配星とされたようです。ヤロウには金星の精油の特徴であるホルモン調整作用などもあり、そこからも金星の精油といえます。ヤロウは古来から魔除けとされていました。怪我によりできた傷口から悪霊が侵入することにより、容体が悪化するとされたからです。現代では雑菌の感染によるものであるとわかっていますが、ヤロウのもつ抗菌作用・収れん作用、傷を癒やす働きにより、傷口における雑菌の繁殖を抑え、傷を癒やします。その働きがまるで魔を跳ね返し、寄せつけない力があるように思われたのでしょう。赤子のゆりかごの上にヤロウの束をつるし、魔物を近づけないようにしたという逸話もあります。

精神面へは、プロテクター的な働きをし、守られているという実感をもたらします。前述のように魔除けに使われること、身体の境界面である皮膚へ保護的な働きがあることが由来とされているようです。境界を侵害されることに対して過剰に反応したり、そのために人を寄せつけないようにしていたり、さらに恐怖を感じたりする場合にもよいでしょう。守られているという実感を持たせることで、その人が恐怖感や溜め込んでいた怒りの感覚を、無理のない形で吐き出し、昇華できるよう促します。

38.ユーカリ

［よいことや楽に考えることで、深く呼吸できるようになる］

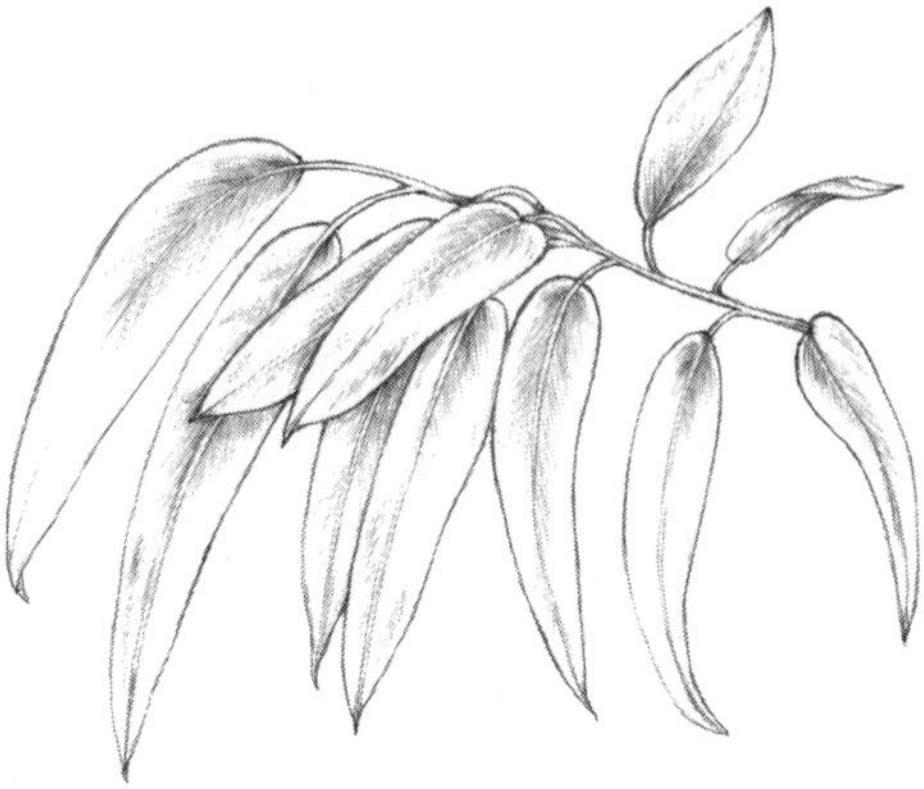

学名	*Eucalyptus radiata*
科名	フトモモ科
抽出部位	葉と小枝
抽出法	水蒸気蒸留法
産地	オーストラリア
主要成分	1,8 シネオール、αピネン、フェランドレン、テルピネオール
主な作用	**抗炎症、免疫賦活、鎮静、去痰** 上気道（耳鼻咽喉領域）の炎症を鎮め、去痰。花粉症の緩和に。筋肉痛、打撲の痛みを緩和。頭脳を明晰にし、集中力を高める。
注意事項	敏感肌の人は注意

占星術	土星 水瓶座

ユーカリはフトモモ科ユーカリ属（Eucalyptus）の総称とされ、数多くの種類があります。アロマセラピーでよく使われるのは、ユーカリラディアータとユーカリグロブルスです。オーストラリアの先住民族（アボリジニ）は傷を癒やすのに葉を利用したといわれています。

ユーカリは呼吸器の不調に使用されますが、ラディアータは鼻や喉の上気道、グロブルスは呼吸器のより深い部分に使うという形で、使用法が分けられます。どちらも咳を鎮め、呼吸を楽にする働きをもっていますが、呼吸器疾患の粘液過多（Cold & Moist）な症状に対して、古典的に土星（Cold & Dry）に関連する薬草で対応することが多いため、ユーカリも同様に土星に関連づけられています。

精神面への働きとして、物事を楽に考えることで深く呼吸できるようにさせてくれる力をもちます。意識に広がりをもたせ、より広い世界を意識することもできますので、繊細で自分の世界から出られない場合にもよいでしょう。

息のできる場所をつくり、安全と感じられる場所を確保するのによい精油です。息苦しさを開放しながら、上半身の緊張や恐怖感を解き、ゆっくりと深い息を吐き出せるような空間を整えてくれます。また物事の見方が狭くなっているときに、風穴をあけ、身体や心に新鮮な空気を吹き込んでくれます。煮詰まっているときなどのリフレッシュにもおすすめです。

39.ゆず ［暗い夜に光を差し入れる］

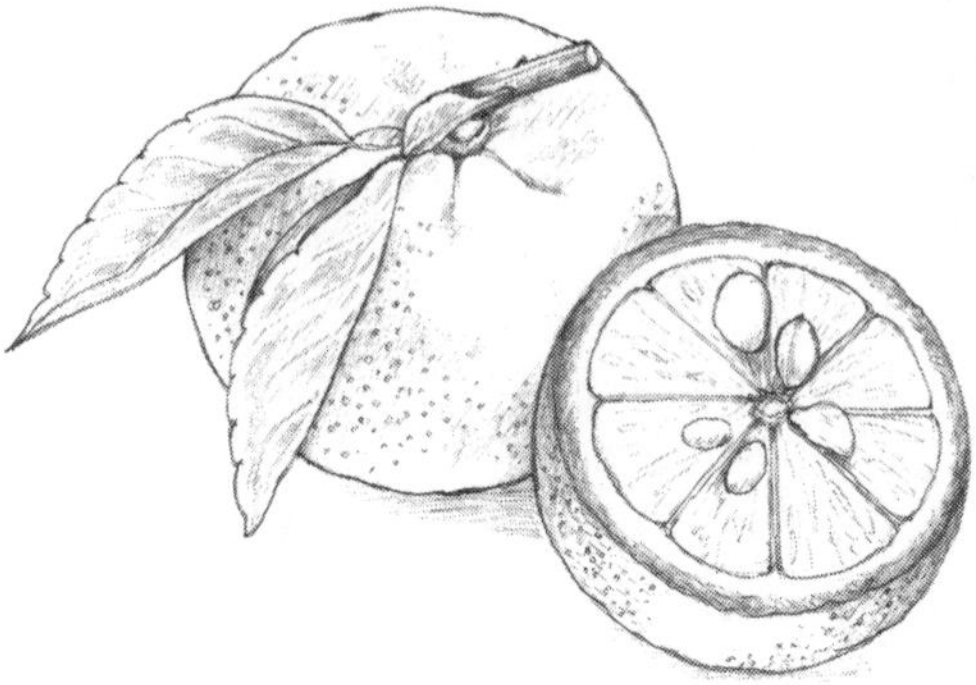

学名	*Citrus junos*
科名	ミカン科
抽出部位	果皮
抽出法	圧搾法・水蒸気蒸留法
産地	日本、中国
主要成分	リモネン、ミルセン、ピネン、ペリラアルデヒド
主な作用	**加温作用、血行促進作用、強壮作用、抗菌作用、利尿作用、消化促進作用、自律神経調整作用** 身体を温め、体液を循環させ、新陳代謝を促す。冷え性、疲労回復に。消化器のぜん動運動を促し、消化を促進。食欲の回復や消化不良などにも。風邪予防。皮膚を保湿、新陳代謝を促し、アンチエイジングに。
注意事項	圧搾法のものは光毒性注意

占星術	太陽 山羊座

　ゆずは日本人にとって古くからなじみのある果実です。果汁や果皮が料理に使われたり、冬至の日にゆず湯を楽しむなど、利用は多岐にわたります。冬至は日の長さが一番短い日であり、太陽の力が一番弱い日であるため、太陽の力を感じられる黄色く丸いゆずを取り入れることで、身体の中に陽の気を取り込み、養生するのです。ちなみに冬至に丸く黄色いカボチャを食す習慣も同様な理由によるものです。身体を温め、血行を促進し、新陳代謝を促して身体の疲れを取る働きも、太陽的な働きといえるでしょう。疲れやストレスから自律神経のバランスを崩し、食欲が出なかったり、胃腸の調子が悪い時、下痢や便秘のあるようなときにも、疲れを癒やしつつ、自律神経を整え、不調を緩和してくれるのです。月経前のイライラや落ち込み、情緒不安定にもおすすめです。

　精神面への働きとして、重苦しい心境に光を差し込み、明るいところへ引き出してくれるでしょう。特に仕事や環境の問題で何かに耐えなければならない状態が続いていたり、つらい状況が続き、疲れも限界に達していたりするときに、明るい光のようなエネルギーでそうした疲労感を一掃し、心を回復させてくれるのです。まるで多くの人が耐えなくてはならない、寒くつらい冬の極みである冬至に一条の光を投げかけ、もう少しだけ耐えられるように心を温め、気力を回復させてくれるかのようです。また責任感からプレッシャーを強く感じるときにも、心の荷を下ろすよう促し、気分をほぐして、物事に取り組めるよう心を支えてくれるでしょう。

40.ライム

［突き通す力。刷新力。甘えを捨てて自分本来の姿に目覚める］

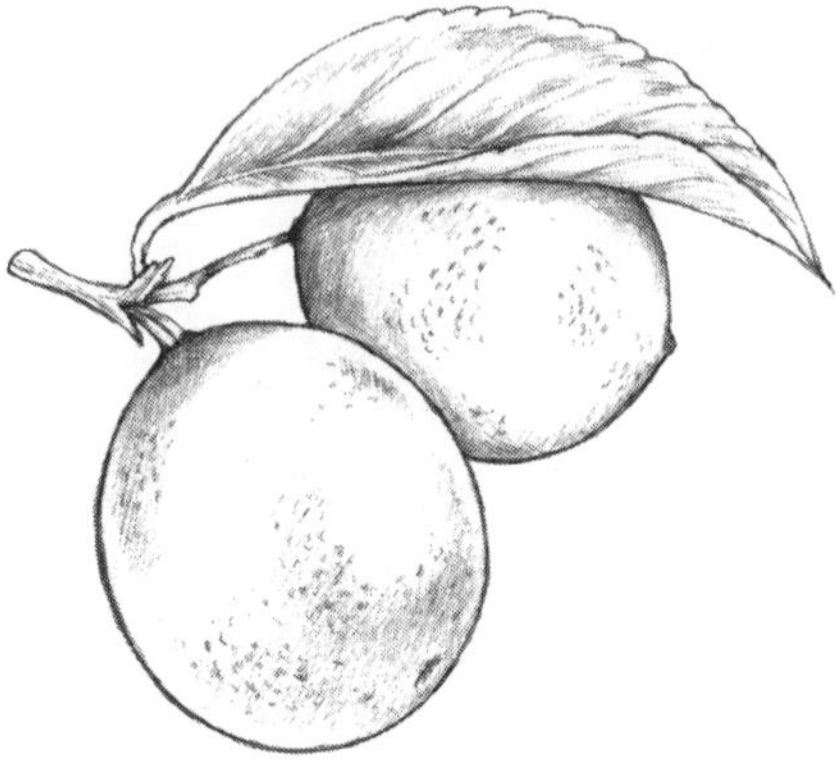

学名	*Citrus aurantifolia*
科名	ミカン科
抽出部位	果皮
抽出法	圧搾法・水蒸気蒸留法
産地	イタリア、アメリカ
主要成分	リモネン、ピネン、リナロール、ベルカプテン、ゲラニアール、テルピネオール
主な作用	**消化器調整、強壮、加温、止血、殺菌消毒** 食欲を刺激し、気力を回復させることから、病後回復期や夏バテに。風邪など感染症対策に。切り傷や虫刺され後に。体液を循環させ、炎症を鎮めることから、筋肉痛、関節痛、リウマチに。皮脂分泌抑制から脂性肌のケアに。

注意事項	圧搾法のものは光毒性注意　敏感肌 NG
占星術	月・天王星 牡羊座

ライムの精油には、圧搾法のものと、水蒸気蒸留法でとれたものがあります。圧搾法のものは光毒性のあるベルカプテンが含まれますが、水蒸気蒸留法でとられたものには含まれません。一方、圧搾法のものは水蒸気蒸留法のものよりフレッシュな香りが特徴なので、マッサージや美容目的で使うのか、芳香浴で使うのかなど目的に応じて使い分けましょう。かんきつ系で、抗菌作用や身体を温める作用など太陽的な要素が特徴ですが、よりすっきりとした香りと、独特の苦みが気持ちをしっかりさせ、リフレッシュさせる働きも高いので、天王星に関連づけられています。

精神面への働きとして、突き通す力、刷新力があり、自分本来の姿に目覚めるよう促します。ほのかな苦味は自分に対する甘やかしのような要素を切り捨てて、自分の本当の姿を見出し、意識を目覚めさせるのです。また自立心を強化し、一人で物事を考えたいときなどにフォローしてくれるでしょう。まわりに巻き込まれたり、他人の考え方や行動に影響されやすい人やそのような状況のときに使うと、まわりの影響から切り離し、自分個人として何をしたいのかについて、はっきりと目覚めさせ、自覚させてくれるはずです。土星的なルーチンやルールの縛りで息づまるような状況に対して、気分を一新して、ブレイクスルーできる力をつけてくれます。

41.ラヴィンサラ(ラヴィンツァラ)

[自分の意思を表現する]

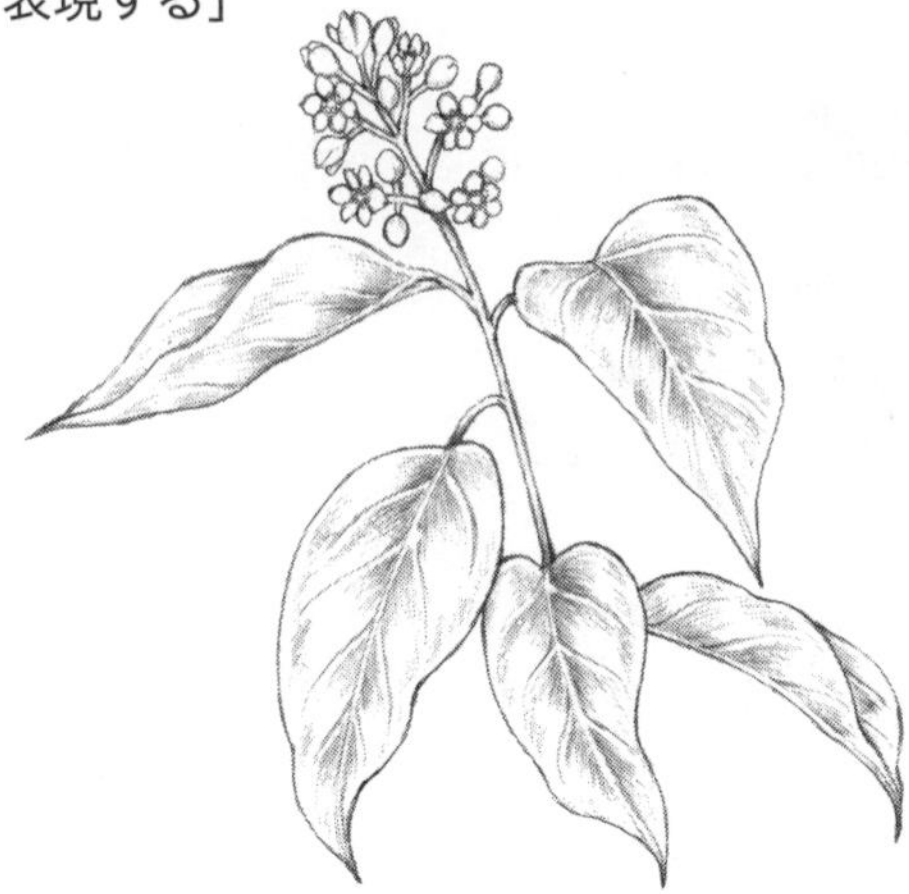

学名	*Cinnamomum camphora BS 1,8-cineole*
科名	クスノキ科
抽出部位	花と葉
抽出法	水蒸気蒸留法
産地	マダガスカル
主要成分	1,8 シネオール、ピネン、サビネン
主な作用	**抗炎症、去痰、鎮痛、免疫賦活** 咳を鎮め、免疫力を高めるため、風邪やインフルエンザなどの感染症に。咳や副鼻腔炎(鼻づまり)にも。肩こり、筋肉痛の痛み、腰痛　関節痛に。
注意事項	妊娠が不安定な人　(通経作用ややあり)

占星術	木星（太陽） 天秤座

ラヴィンサラはマダガスカル語で「身体によい葉」という意味で、万能薬的に使われています。風邪が流行る時期や花粉に悩む季節には、ラヴィンサラを１本持っていると本当に重宝しますし、筋肉痛や肩こり、関節痛などにもよい、守備範囲の広い精油です。抗菌作用や免疫力を高める働きなどから、太陽に関連するようですが、緩和作用や胆汁分泌促進作用などを考慮すると、木星的な要素もあるようです。腰痛（天秤座）・関節痛（山羊座）などへの働きや呼吸器（風のサイン）への作用、副腎の働きを刺激するとの話もあり、この辺りから天秤座の精油と考えられます。

精神面への働きとして、内的な土台を安定させて腹に力を入れたのち、自分の意思を表現するよう促す精油です。他人に遠慮がちな状態のとき、人前で不安を感じる場合にも、心の土台をしっかりとさせたうえで不安や心配をなだめ、他者と向き合う力を与えてくれます。さらに不安の原因が自分の中にあることを気づかせ、不安を手放せるようフォローするでしょう。ラヴィンサラの芳香は、さわやかなやさしさの奥に芯の強さもっている香りです。ショック時、パニック時、深い落ち込みなど、緊急的な状況に自然に、無理のない形で近づき、ゆっくりと支えたのちに、一人で立てるよう促してくれるはずです。

42.ラベンダー

［頭の中を整理する］

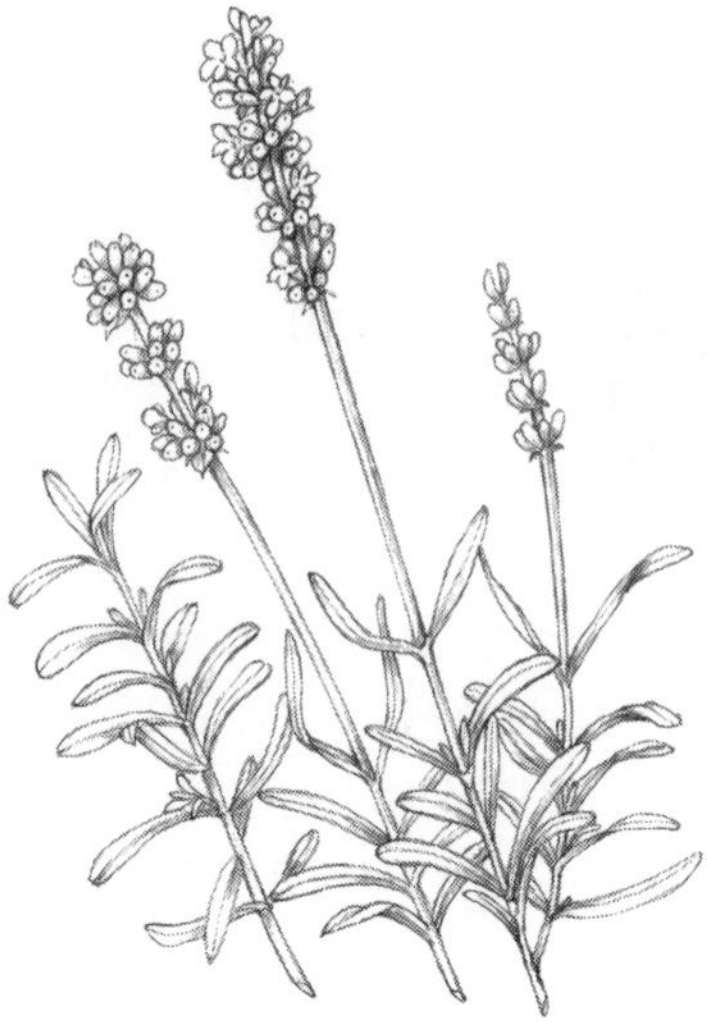

学名	*Lavandula angustifolia*
科名	シソ科
抽出部位	花・葉先端
抽出法	水蒸気蒸留法
産地	フランス、イギリス
主要成分	酢酸リナリル、リナロール
主な作用	**消化器調整、鎮静、細胞活性＆修復、抗炎症、抗菌** 自律神経系のバランスを回復させ、血圧を下げ、呼吸を整える。神経過敏からくる胃腸の症状、神経性の下痢に。皮膚の細胞活性作用＆抗菌作用⇒傷の手当てややけどに。日焼け後のケアにも。頭痛（緊張性頭痛、偏頭痛）に。パニック、ヒステリーにも。
注意事項	妊娠初期は控える

占星術	水星 乙女座

ラベンダーは自律神経系に働きかけ、緊張を緩和する優れた精油です。支配星は水星ですが、シソ科の植物の多くが水星に関連していることと、水星が支配している神経系を緩和する働きなどから関連づけられました。

ラベンダーという言葉は、洗うを意味するラテン語「ravare」が語源とされ（※ラテン語の青「livere」を語源とする説もある） ビンゲンのヒルデガルドも「純粋さを保つ」ために使ったといいます。占星術的には乙女座に関連していますが、乙女座が浄化や清潔さといったものに関連しているためにひもづけられたと考えられるでしょう。乙女座の身体対応は腸（小腸）なので、神経性の下痢などへの働きも、乙女座との対応に関係があると思われます。

精神面への働きとして、頭の中を整理するということに関連しています。慌ただしく過ごしながらも、頭の中はほどよく力が抜け、よいひらめきを引き出せるような状態をもたらしてくれるのです。特に柔軟宮に天体が多いことからくるような、考えがぐるぐる回り、思考が止まらない状況に最適で、さまざまな考えが次々に巡って眠れないときなど、区切りをつけて落ち着かせ、リラックスさせてくれます。本質な部分に着目させ、それ以外のものをいったん横に置いて混乱を解消し、気持ちをゆるめる余裕をもたらすでしょう。

43.レモン ［気分を切り替え、よい選択をする］

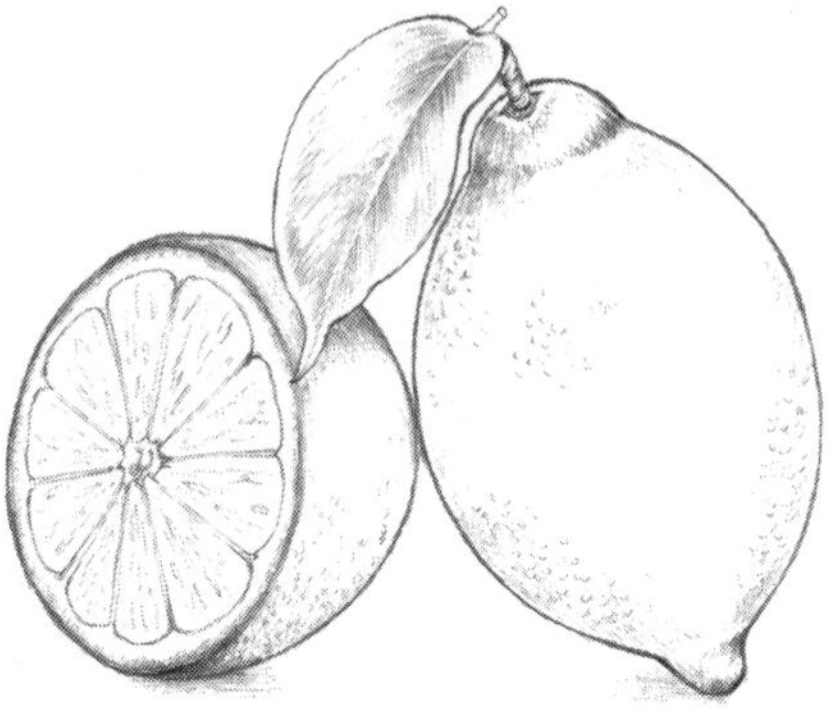

学名	*Citrus limon*
科名	ミカン科
抽出部位	果皮
抽出法	圧搾法
産地	イタリア、アメリカ
主要成分	リモネン、ピネン、シトラール
主な作用	**消化器調整、免疫力向上、抗菌、頭脳明晰、血行促進、加温、結石溶解** 胆汁分泌を促進し、肝臓機能の向上に。消化器調整（健胃、駆風、緩下）、頭脳を明晰にし、リフレッシュする。血行を促進、身体を温める。
注意事項	光毒性、敏感肌注意

占星術	月 双子座

インド・東南アジア原産で、その後、古代エジプト、ギリシャなどに伝播し、生活の中でなくてはならない植物となりました。紀元前5～6世紀のバビロニアで儀式の際に使われていた記述もあります。古代エジプトでは毒消し的な使われ方をし、毒素や食中毒から身を守るために食べるほか、流行性の熱病を癒やすために用いていたといいます。エジプトのカルナック神殿の壁画にはレモンの木が描かれており、古代においても人の生活の中に入り込んでいた様子が見て取れます。現代でも食物（主に肉や魚）の雑菌の繁殖を抑え、腐敗や病原菌感染を防ぐため利用されています。かんきつ類の多くは太陽に関連づけられますが、胃（月・蟹座と関連）への働きや結石溶解作用など土星的な症状への拮抗的な働きから、月に関連するようです。思考をクリアにし、気の巡りを促すことから、双子座に関連しています。

精神面へは、気分を切り替え、よい選択をしたり、決断を促す働きをもちます。気持ちを切り替えて、今現在の自分にとって余計な考えや発想をさっと洗い流し、必要な決断をもたらすのです。ある意味、迷いや煮詰まりをさっと流すクレンザーのような働きを持つといえるでしょう。古くからレモンは多血質(Hot & Moist) の熱を取るといわれ、のぼせに使われたり、心配や混乱、不安を取り除くといわれています。感情的になったり、疑惑に惑わされるときにレモンを使うことで、明晰さを増し、適切な判断を回復させ、自己に対する信頼と安心をもたらすでしょう。

また、人間関係における迷いを吹き飛ばす働きもあります。自分を信頼しつつ、相手への信頼感を持つよう促すので、相手との関係において必要なことを口に出して伝えるよう決意させます。そうすることで、もやもやとした状況を刷新することができるはずです。

44.レモングラス

［地に足のついた思考を引き出す］

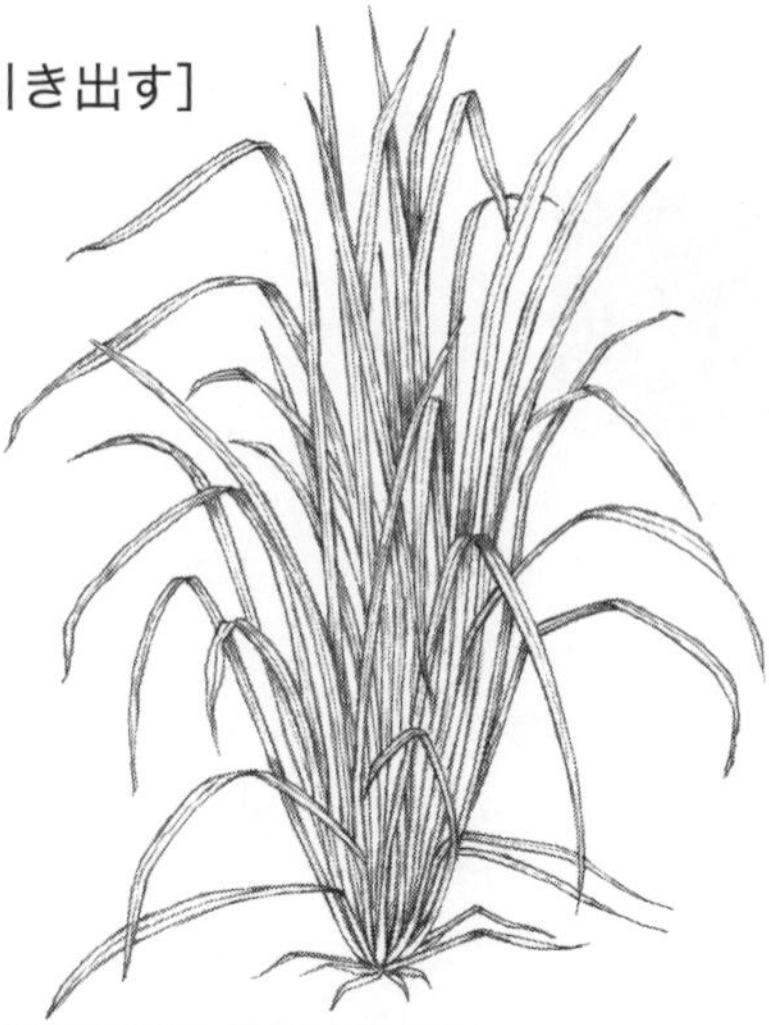

学名	*Cymbopogon citratus*
科名	イネ科
抽出部位	葉部
抽出法	水蒸気蒸留法
産地	インド、スリランカ
主要成分	シトラール、シトロネラール、ネラール、ゲラニオール
主な作用	**消化器調整、抗菌、防虫、体液循環促進、鎮痛** 消化不良に。体液の流れを促進し、疲労の原因物質を排出。肩こり、筋肉痛、スポーツマッサージに。皮脂分泌調整と抗菌作用からニキビ肌に、たるみ肌にハリを与える。虫よけ。水虫対策にも。

注意事項	敏感肌 NG　子ども・妊婦は避ける 緑内障 NG
占星術	**水星** **双子座**

レモングラスは、レモンの香りがするイネ科の植物で、料理やハーブティーなどでも多く使われます。インドのアーユルヴェーダでは熱病に使われ、感染症の治療に使われたそうです。消化器調整作用や、セルライト（脂肪は木星に関連）への拮抗的な働きから、水星の精油とされています。体液循環を促す働きから柔軟宮に関連し、繁殖力の強さから双子座の精油と考えられています。

精神面に対しては、地に足のついた健やかさ、健全さがを与えてくれる精油です。物事に対して何かと皮肉的に考えてしまうとき、ネガティブな発想ばかり浮かぶようなときにも、現実面をきちんと見せつつ、そこからどう発展していくかを順序立てて考えられるよう、思考を整理し、安心と自信を引き出すでしょう。さらに、確固たるものや現実的な観点をもとに批判するのではなく、相手を否定したいから批判してしまうような場合にもよいでしょう。行動と思考が分離して、口では言うけど動かない・動けないときにも、頭と身体のバランスをとり、エネルギーを循環させることで偏りをなくし、思考に沿って行動できるよう促してくれるでしょう。

45.ローズオットー ［愛の本質を知る］

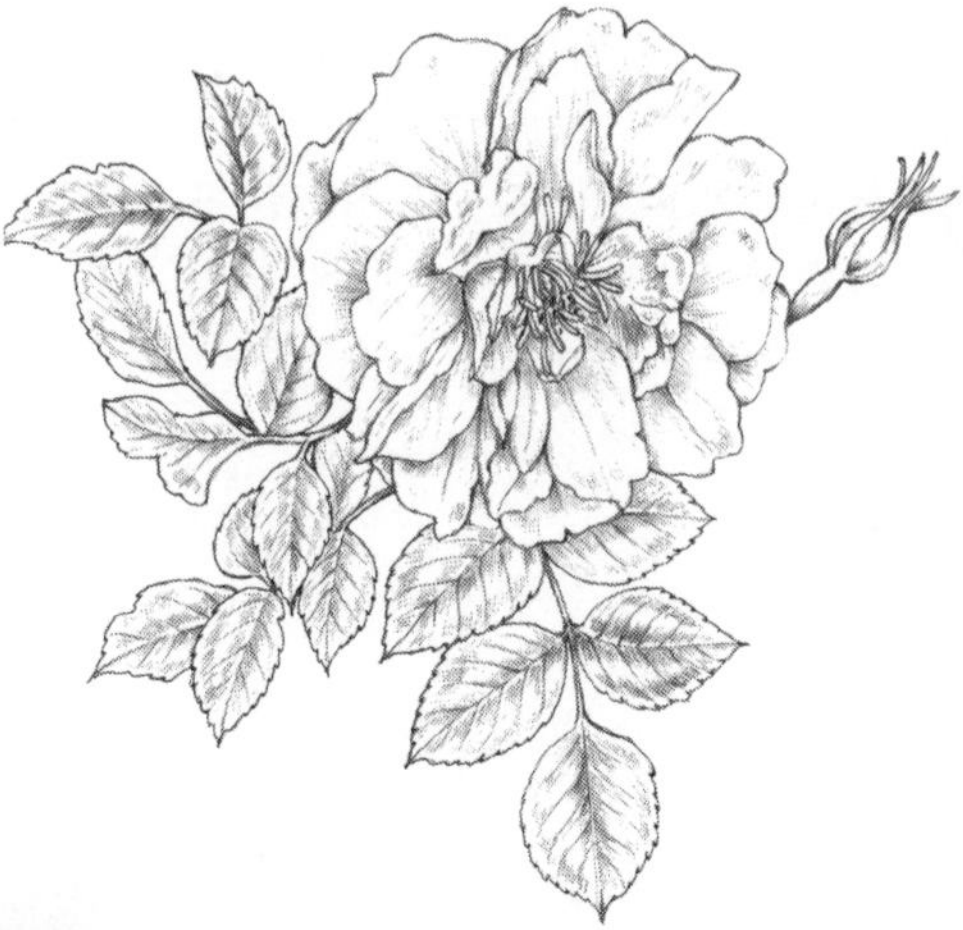

学名	*Rosa damascena*
科名	バラ科
抽出部位	花
抽出法	水蒸気蒸留法
産地	ブルガリア、トルコ
主要成分	ゲラニオール、シトロネロール、ネロール、リナロール
主な作用	**浄血、ホルモン分泌、細胞活性、抗うつ、消化器調整** ホルモン分泌を調整し、さまざまな婦人科系の不調や子宮の強壮に。男性のホルモンバランス回復にも。皮膚の新陳代謝を高め、あらゆる肌に対応。
注意事項	

占星術	金星 牡牛座

バラの記述における最古のものは、古代メソポタミアの『ギルガメシュ叙事詩』で、この物語の中でバラのとげについて書かれた部分があります。以来、バラはさまざまな地域で多くの人に愛され、その美しさから、古代ギリシャ・古代ローマでは、愛と美の女神アフロディテやヴィーナスと関連づけられました。カルペパーは「赤バラは木星、ダマスクローズは金星、白バラは月、プロバンスローズはフランス王に」と記述し、ゆううつのもととなる黒胆汁（古代ギリシャ～中世の間に信じられていた四体液説の体液の一つ）を排出する働きがあるとされていました。精油の働きについても、ホルモン調整作用や美容に関連する働きにより、金星の精油であることは間違いないでしょう。

精神面へは、愛の本質を知り、実感できるよう働きかけてくれます。愛の象徴であり、女性性に内在する生産性・創造力を豊かに広げてくれるでしょう。Cold & Moist の性質をもっていて、やや冷たい印象の香りにさみしさを感じる場合、拒絶や喪失の経験から、自己及び他者を愛して育む能力が傷ついていることも多いようです。ローズの精油はそれを優しく慰め、完全な愛を、誰もが持っていることを気づかせてくれるでしょう。虐待や絶望から心が傷ついている場合にも、愛することに対する自分への信頼感と他者への信頼感をよみがえらせ、温かい愛情で満たされるよう促すでしょう。

46.ローズウッド

［過去の傷を癒やし、安定感のある人間関係を築く］

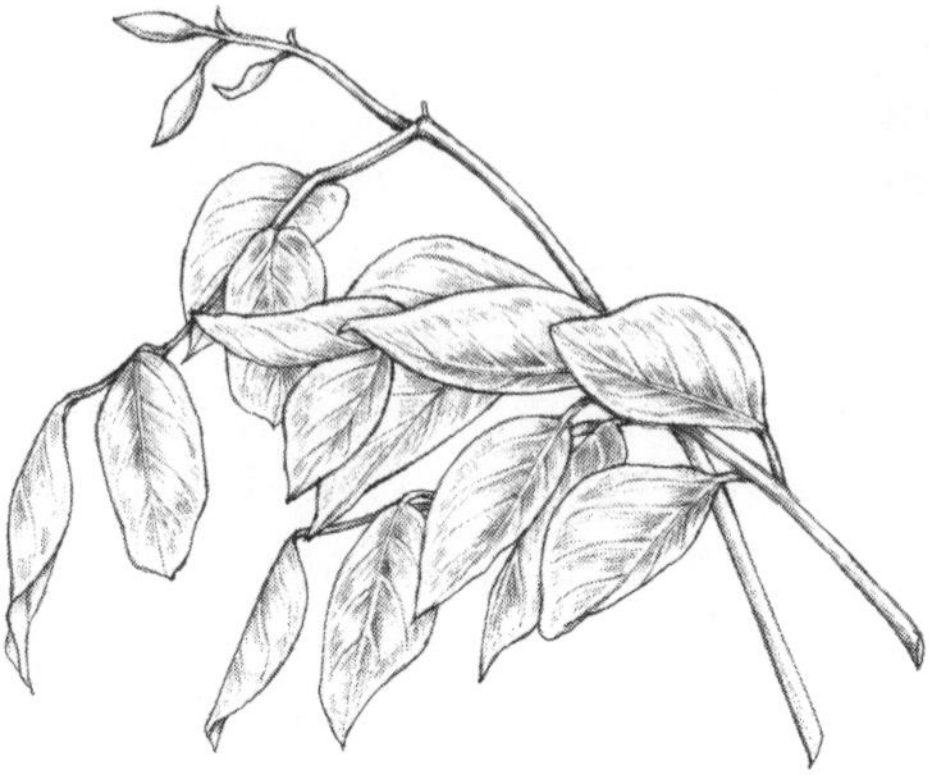

学名	*Aniba rosaeodora*
科名	クスノキ科
抽出部位	木部
抽出法	水蒸気蒸留法
産地	ブラジル
主要成分	リナロール、テルピネオール、ゲラニオール
主な作用	**免疫賦活、鎮静、細胞活性** 免疫力を高める、病中や病後の回復期に。肌にハリと柔軟性を与える。ストレス性の頭痛などに。
注意事項	

占星術	太陽 魚座・射手座

ローズウッドは「ボアドローズ (Bois de Rose)」と呼ばれるアマゾン熱帯雨林地帯の常緑樹。甘く、やさしい香りは、一見優しい雰囲気ですが、樹木特有のどっしりとした懐の深さがあり、魚座的な芯の強さを思わせます。南米の強い太陽のもとで育つ植物であり、免疫賦活作用や皮膚への細胞活性作用、疲労回復など、太陽の精油に特徴的な資質を備えています。免疫力を高めて風邪や感染症などの回復を促したり、病後の回復をサポートしたりするほか、ストレスからくる痛み（胃痛・腹痛・頭痛）などにもよいとされている面も、魚座の精油らしい働きといえるでしょう。

精神面に対して、やわらかな愛の力で心の傷を癒やす働きをもちます。心身が弱っているときに寄り添うようにその人を支え、内的な傷や負担を癒やし、自分の足で立てるよう、力を与えてくれるでしょう。広い意味での愛情……人間愛、人類愛に関連するといわれる精油で、安定感のある人間関係を築けるようサポートします。樹木は成長するのに時間がかかりますが、それゆえ、より深く広いテーマに関わることが多いのです。ローズウッドの香りも、単に愛情問題というよりも、人としての愛や愛情について、心を調え、よりよい形でそれが発揮できるように手助けするのです。そのため、恋愛以外でも人間関係で傷ついた心を癒やし、他者と健全で安定感のある関係を築けるよう支えます。さらに深い過去の傷や、失敗によってできたトラウマなどを包み込み、ゆっくりと癒やし、地に足のついた安心感をもたらしてくれます。

47.ローズマリー

［今ここに集中して、流れにのる］

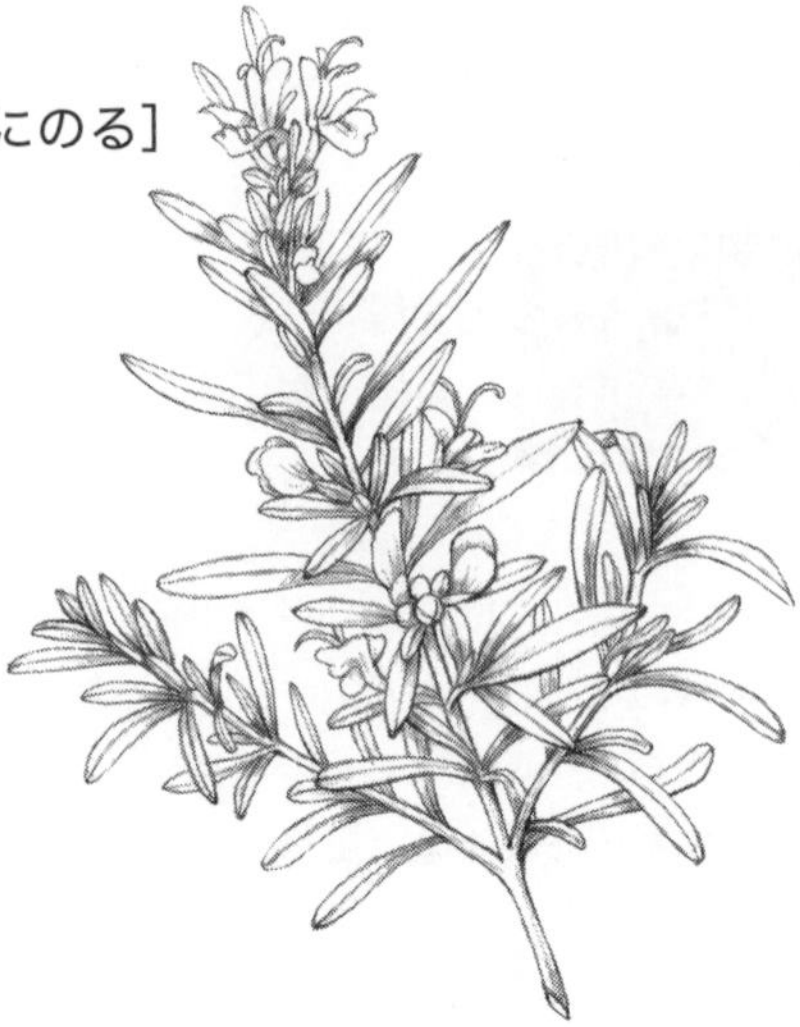

学名	*Rosmarinus officinalis*
科名	シソ科
抽出部位	花・葉先端
抽出法	水蒸気蒸留法
産地	フランス
主要成分	1,8 シネオール、ベルベノン、ボルネオール、αピネン
主な作用	**消化器調整、頭脳明晰、体液循環、細胞活性、抗菌** 消化器の不調に。肝臓を活性、解毒促進。神経系を刺激し、頭脳を明晰に、ボケ防止に。肌のアンチエイジングに。 ヘアケア（血行促進し、脱毛やふけ対応に）。

注意事項	高血圧の人は分量注意　妊娠初期は控える てんかん症の人 NG
占星術	**太陽** **牡羊座**

ローズマリーは古い時代から使われてきた植物です。古代ギリシャでローズマリーは、聖なるハーブとして魔を退け、頭脳を明晰にし、脳と記憶を強化するハーブと見なされ、愛と忠誠のシンボルとして愛されました。

カルペパーは、ローズマリーを太陽・牡羊座に関連するハーブとし、温める性質をもち、冷えから来る頭部・胃・肝臓・腹部のトラブルによいと述べています。精油についても、すべての頭部の疾病によく、こめかみか鼻腔に２～３滴塗ることで症状を緩和できると記しました。頭部や記憶に関しては牡羊座に関連し、若返りは太陽にまつわる要素で、気力を高めて生きる意欲を高揚させてくれます。魔除け的な扱いも太陽に関わるので、こうしたさまざまな面からも確かに太陽 牡羊座の精油といえるでしょう。

精神面に対して、「今」に集中して、その流れにのることを促します。老化や気力低下に対しても、太陽の精油としてそれらを回復させるのです。自信や自尊心を高める精油で、生きていくうえで自己の価値を見出し、自己実現を求める原動力となる力を与えてくれます。さらに頭をすっきりさせて明晰さを与えることで、「今、ここ」という感覚を目覚めさせてくれます。昔は無気力とゆううつに対するハーブとされていましたが、ローズマリーによって記憶を隅々まで明るく照らし、自分のよい面やよい資質に光を当て、自己を認めて、気力を回復させるのです。

注意事項について

精油は植物の芳香成分を抽出したものですが、さまざまな化学成分を含んでおり、使用についてはいくつかの注意が必要です。使用前に、必ず各精油の注意事項をご覧ください。

【1】原液を肌に直接つけない・飲まない・冷暗所に保管を

肌に触れるものに使う場合は、必ず希釈しましょう。基本的には1～2％くらいまでの濃度をおすすめします。敏感肌の方に注意が必要な精油もあります。

精油は揮発性ですので、高温多湿はNG。直射日光にあたると劣化するので、遮光瓶に入れ、冷暗所に保管しましょう。火気も厳禁です。

【2】妊産婦が注意すべき精油について

クラリセージ、シダーウッド、ジャスミンなど、通経作用・子宮収縮作用のある精油もあります。妊産婦は香りに敏感なため、その香りを不快に感じたときは使用しないでください。

妊娠初期に注意が必要なもの……ラベンダー、ローズマリー、ゼラニウム、サイプレスなど

授乳中に注意が必要なもの……ペパーミントなど

【3】乳幼児に対する注意

乳幼児は大人より敏感で、精油の影響を受けやすいため、芳香浴以外はあまりおすすめできません。またその際も、大人が使用する量より少なめに使うようにしてください。

【4】病気の人に対する注意

特定の病気を持つ人に関して、特定の精油により増悪することもあるので注意してください。ヤロウ（てんかん症）、ローズマリー（てんかん症、発熱中、高血圧）、フェンネル（肝臓疾患）など

【5】光毒性について

ベルガモットやレモンなど、かんきつ系の果皮を圧搾して採取した精油には、光によって肌に刺激を与える成分（フロクマリン類）が含まれているものがあります。これらのものを肌に使用したあと12時間以内は、強い日差しを浴びるのを避けましょう（オレンジやマンダリンはかんきつ系だが、フロクマリン類を含まない）。

おわりに　多様化する社会を見通す灯火に

アロマセラピーのセッションでは、精油を選ぶ際、クライアントの状態や訴えなどを参考に使用する精油を決めていきます。

その際、何を基準に判断していくかについて、さまざまな判断材料があります。たとえば、薬理的な効果や生理学的な要素、また中医学的な視点やさらにチャクラなどのエネルギー的なものを基準に決めていくこともあるでしょう。

現在、アロマセラピーを取り巻く世界は、さまざまな視点からアプローチする機会に恵まれています。

本書では、西洋占星術と植物療法（ハーブや精油）の関係性をもとに、こうした選択を行う方法を示しました。それはアロマセラピーというセラピーを介して人と関わっていく際に、これまでとは異なる視点をもたらしてくれるはずです。

西洋占星術は現在、確かに占いの一分野であり、あやしく思えるかもしれません。しかし古い時代では現状を知り、先行きを予測する技術であり、医学にも使われていました。

その点を踏まえると、その技術を利用するということは、手段の一つとして非常に有意義で

おわりに

あるといえます。西洋占星術の世界を通して見るアロマセラピーの世界は、非常に豊かなものです。ぜひこの世界を楽しんでください。

視点を増やして物事をみることは、今後さらに必要とされてくるでしょう。特に世界的な感染症の流行で大きな時代の転換点を迎え、その中で生きる私たちは、どんどん複雑化し、多様で先の見えない状況に置かれています。

そのような状況下で、違う視点や違う物差しを手に入れることは、物事を多角的にとらえ、本質をつかむためのアプローチとしては、なかなか有効なものになりうるでしょう。困難や複雑な状況を乗り越えるための一助ともなるはずです。

本書が皆様にとっての、多角的にとらえるための「違う視点」となることを切に願います。

最後に、今まで温かく関わってくださった占星術仲間の皆さん、生徒の皆さんに深く感謝いたします。そして本書の編集を担当し、力強いお言葉でサポートしてくださったBABジャパンの福元美月様に心より感謝を伝えるとともに、本書の結びとさせていただきます。

2021年3月末　木星と土星が水瓶座を経過する時期に。

登石麻恭子

巻末資料
[天体／サイン／ハウス　精油一覧]

天体と精油

天体	精油
月	クラリセージ　レモン　ジャスミン　ライム　メリッサ カモミールローマン
水星	ラベンダー　レモングラス　ペパーミント　マジョラム クラリセージ　フェンネル　シナモン
金星	ゼラニウム　イランイラン　ローズ　マートル　ヤロウ パルマローザ　タイム　マヌカ
太陽	ローズマリー　パチュリー　フランキンセンス カモミールローマン　オレンジ　ベルガモット グレープフルーツ　プチグレン　ティートリー　ベンゾイン ネロリ　マンダリン　ローズウッドミルラ シナモン　ユズ
火星	パイン　ブラックペッパー　ジンジャー　バジル
木星	ジュニパー　オレンジ　グレープフルーツ　メリッサ　ミルラ ジャスミン　ファー　ラヴィンサラ
土星	シダーウッド　ユーカリ　サイプレス　ベチバー サンダルウッド　ブラックスプルース
天王星	ライム　プチグレン　レモン
海王星	サンダルウッド　ミルラ　パイン
冥王星	サイプレス　ベチバー　シダーウッド　パチュリー

サインと精油

サイン	精油
牡羊座	ローズマリー　マジョラム　ブラックペッパー
牡牛座	パチュリー　クラリセージ　ローズ
双子座	ペパーミント　レモングラス　ベンゾイン
蟹座	カモミールローマン　マンダリン　レモン　シナモン
獅子座	フランキンセンス　イランイラン　オレンジ　メリッサ
乙女座	ラベンダー　フェンネル　クラリセージ　マートル
天秤座	ゼラニウム　ラヴィンサラ　ユーカリ　ジュニパー
蠍座	サンダルウッド　パイン　ヤロウ　ブラックペッパー
射手座	ジュニパー　ベルガモット　グレープフルーツ　メイチャン
山羊座	ティートリー　ベチバー　ジンジャー　ユズ
水瓶座	ネロリ　ユーカリ　ライム
魚座	ジャスミン　ミルラ　パルマローザ　ローズウッド

ハウスと精油

ハウス	精油
1ハウス	フランキンセンス　ライム　タイム
2ハウス	ベンゾイン　マンダリン　パチュリー
3ハウス	レモン　プチグレン　マートル
4ハウス	ベチバー　サンダルウッド　ミルラ
5ハウス	メイチャン　ペパーミント　ローズ
6ハウス	ラベンダー　ジュニパー　パルマローザ
7ハウス	プチグレン　ゼラニウム　ペパーミント
8ハウス	サイプレス　イランイラン　パイン
9ハウス	ファー　グレープフルーツ　ラヴィンツァラ
10ハウス	シダーウッド　ティートリー　ミルラ
11ハウス	プチグレン　ゼラニウム　グレープフルーツ
12ハウス	マジョラム　クラリセージ　サンダルウッド

登石 麻恭子（といし あきこ）

西洋占星術研究家。英国ＩＦＡ認定アロマセラピスト。日本アロマ環境協会認定アロマテラピーインストラクター。フラワーエッセンス研究家。
早稲田大学教育学部理学科生物学専修卒。大学時代に両生類の嗅覚を研究したこと、体調不良時に精油の効用を実感したことからアロマテラピーに興味を持ち、1996年グリーンフラスコアロマテラピースクールにて、アロマテラピーを学ぶ。その一方で、西洋占星術を独学で学んだのち、1998年松村潔氏に師事。1999年ごろからプロフェッショナルの西洋占星術師として活動。 ボディ・マインド・スピリッツを統合するホリスティックなツールとして西洋占星術をとらえ アロマテラピーやハーブ、フラワーエッセンスといった植物療法や パワーストーンなどをフューチャリングしたセラピューティックアストロロジーを実践。都内にてセッション、および西洋占星術、西洋占星術と植物療法、パワーストーンなどの講座を開催中。著書に、『スピリチュアルアロマテラピー事典』『366日の誕生日パワーストーン事典』（いずれも共著。河出書房新社）、『魔女のアロマテラピー』（INFASパブリケーションズ）、『魔女の手作り化粧品』（ワニブックス）。

ブログ『登石麻恭子の星と香りの日々』
http://aroma-astrology.seesaa.net/

西洋占星術とアロマ療法
星のアロマセラピー
占星術を学び、植物の自然療法に活かすための教科書

2021年5月30日　初版第1刷発行
2024年4月10日　初版第3刷発行

著　者　登石麻恭子
発行者　東口 敏郎
発行所　株式会社BABジャパン
〒151-0073 東京都渋谷区笹塚1-30-11 4F・5F
TEL: 03-3469-0135　FAX: 03-3469-0162
URL: http://www.bab.co.jp/　E-mail: shop@bab.co.jp
郵便振替00140-7-116767
印刷・製本　中央精版印刷株式会社

ISBN978-4-8142-0389-5 C2077

イラスト　竹田久美子
デザイン　大口裕子

今を変える、幸せになる！オススメ書籍

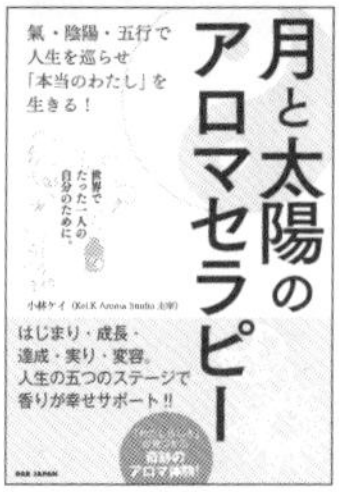

氣・陰陽・五行で人生を巡らせ「本当のわたし」を生きる！

書籍　月と太陽のアロマセラピー

アロマセラピーで、自分で自分を幸せに！中医学のベースとなる「氣血水」「陰陽」「五行」の思想とアロマセラピーを重ね合わせ、もっと自由に輝いて生きる！Awakening Aromatherapy は、身体の不調を解消するだけでなく、「生きづらさ」も解消してくれる、心にはたらくセラピーです。

●小林ケイ 著　●四六判　● 256 頁　●本体 1,500 円＋税

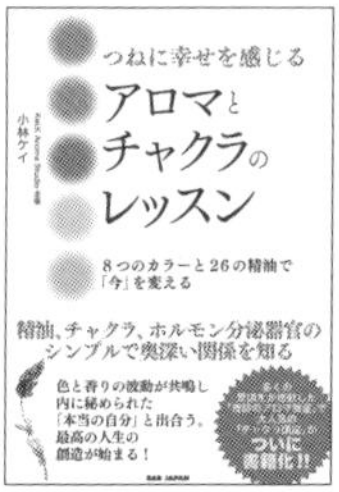

つねに幸せを感じる

書籍　アロマとチャクラのレッスン

8 つのカラーと 26 の精油で「今」を変える！精油、チャクラ、ホルモン分泌器官のシンプルで奥深い関係を知る。色と香りの波動が共鳴し、内に秘められた「本当の自分」と出合う。最高の人生の創造が始まる！多くの受講生が感動した「奇跡のアロマ教室」で大人気の「チャクラ講座」がついに書籍化！

●小林ケイ 著　●四六判　● 264 頁　●本体 1,500 円＋税

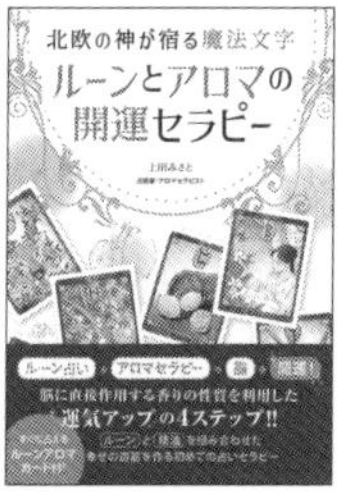

北欧の神が宿る魔法文字

書籍　ルーンとアロマの開運セラピー

ルーンと精油を組み合わせた、幸せの道筋を作る初めての占いセラピー！ルーン占い　→　アロマセラピー　→　脳　→　開運！脳に直接作用する香りの性質を利用した運気アップの４ステップ!! 脳が勝手に運気を上げる香りの神秘。

●上田みさと 著　● A5 判
● 184 頁（カード 25 枚付き）　●本体 1,800 円＋税

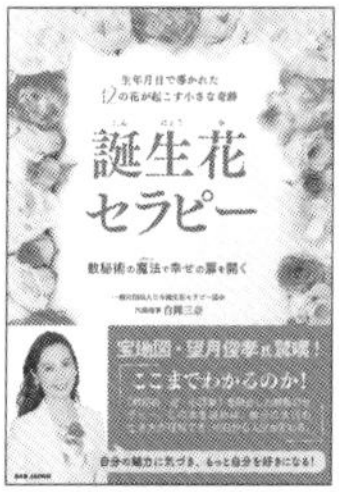

生年月日で導かれた 12 の花が起こす小さな奇跡

書籍　誕生花セラピー

数秘術の魔法（パワー）で幸せの扉を開く！自分の魅力に気づき、もっと自分を好きになる！美しい花のイメージが数秘の結果に優しく寄り添うセラピーは、心理学的な裏づけに基づいた、癒やし効果の高いメソッドです。心に悩みを抱える方の思考を前向きに変え、幸せな人生を送る道筋を示します。

●白岡三奈 著　● A5 判　● 240 頁　●本体 1,700 円＋税

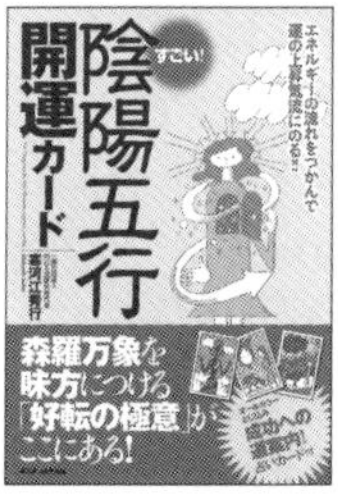

エネルギーの流れをつかんで運の上昇気流にのる!!

書籍　すごい！陰陽五行開運カード

成功への道案内！占いカード付。毎日楽しみながら、陰陽五行開運カードを使ってみてください。自然のリズムと同化し、バランスよく日々を過ごせるようになるでしょう。今つらく苦しい想いを抱えている人も、やがて理解できるときがくると思います。

●寒河江秀行 著　● A5 判
● 168 頁 (開運カード 20 枚付き)　●本体 1,600 円＋税